"腸のスペシャリスト"が教える！

健康長寿の人が毎日やっている

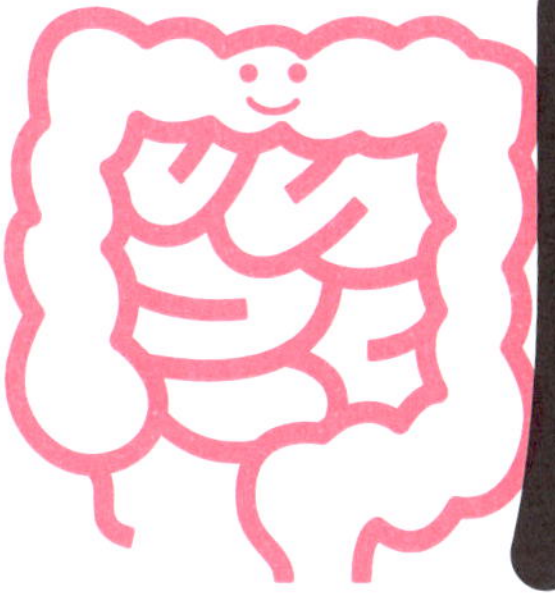

腸

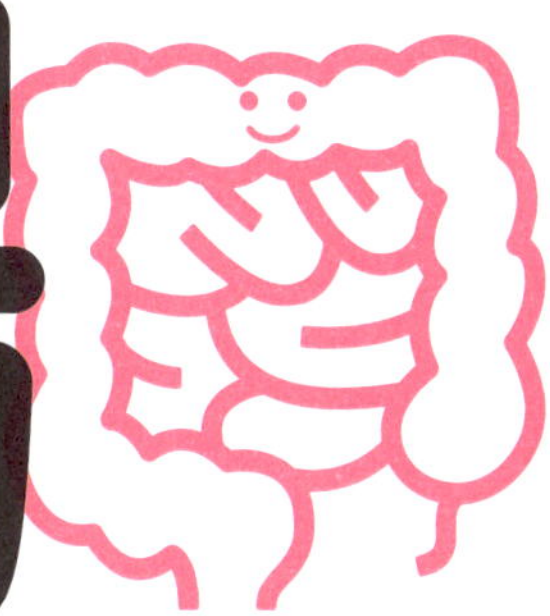

にいいこと

順天堂大学医学部教授
小林弘幸

自由国民社

はじめに

最近やせにくくなってきた、肌荒れが治らない、手足のむくみが気になる、イライラしてよく眠れない……。

ちょっと気になる体型の変化からつらい不調まで、何かしらの健康不安や美容に関する悩みをもっている人は多いことでしょう。

中には「年だから仕方がない」とあきらめている人もいるかもしれませんね。

でも、それは実にもったいないことだと私は思います。

なぜなら、一生腸の健康を保つことで、これらの不調や悩みはこの先ずっと解決できる可能性があるからです。

腸は食べ物を消化吸収し、便《べん》をつくるだけの臓器ではありません。

腸は質のよい血液をつくる工場のような役目も果たしています。食べ物の消化吸収をスムーズに行なうことで、栄養たっぷりの血液を全身に届けているのです。質のよい血液がめぐると、肌がきれいになる、疲れにくくなる、冷えやむくみが改善されるなどの気になる体の不調が解消しますし、代謝が上がるので、太りにくい体質になっていきます。

さらに腸は体を感染症などの病気から守る免疫機能を兼ね備えていたり、気持ちを安定させるホルモンの生成に関わっていたりと、私たちの健康のすべてを支えるカナメといっても過言ではありません。

ストレス社会といわれるように、私たちは生産性や成果を追求した社会システムの中で、つねに何かに追い立てられ、過剰なプレッシャーやストレスにさらされた状態に置かれているといってもよいでしょう。あふれる情報に思考をフル稼働させてばかりで、体の声を無視していませんか？

あなたがいま、何となく調子が悪い、疲れが抜けない、体が重くてスッキリしない、やる気が出ないといった〝冴えない状態〟だったら、腸の健康を見直すチャンスです。

腸は第2の脳といわれますが、腸は脳よりもずっと昔に誕生した臓器ですから、人間が活力を取り戻すために立ち返る原点は、やはり腸なのです。

もちろん、元気な人もよりイキイキと暮らすために腸の健康を保つことをぜひ、心がけてほしいと思います。腸の健康は病気を予防することにも役立つのですから。


かつて私は最悪の腸内環境の持ち主でした。

便秘外来を開設する前の私は外科医として働いていたのですが、仕事中心の多忙な生活が続き、なかなか眠れない日々。過剰なストレスや慢性的な疲労感を抱え、心身のバランスを崩しかけているという自覚がありました。


このままではいけない、どうにかして自分を立て直さなければと思いました。

なかなか自由な時間がとれず、ゆっくり休息するチャンスもない状態の中、あれこれ試行錯誤した末、私が行き着いたのが、腸のチカラを最大限に活用することだったのです。

では、どのようにすれば腸が喜んで本来のチカラを発揮してくれるのか。本書ではそのポイントとメソッドをまとめました。

一つひとつのメソッドは1分で済む超簡単なものばかり。私自身も日頃から実践していて効果は実証済です。

すべてをパーフェクトにやろうと思う必要はありません。まずは「やれることから挑戦してみよう！」という気持ちで取り組むのが、うまくいくコツです。

できるメソッドから日常生活に取り入れていき、まずは2週間、続けてみてください。

きっと小さな変化を実感できることでしょう。その小さな積み重ねが、やがて大きな変化をもたらします。

気楽に楽しみながら、一生続く健康を手に入れましょう。

目次

はじめに …… 2

第1章　健康長寿の「腸活」習慣

1・「腸活」成功の秘訣は朝にあり！　30分余裕をもって起きよう …… 14
2・ストレッチで腸の〝やる気〟を引き出す！ …… 17
3・起きたら朝日を浴びて、体内時計をリセットする …… 22
4・朝　コップ1杯の水を飲む …… 25
5・朝食はバナナ1本でもOK！ …… 27
6・朝　1杯の簡単みそ汁 …… 30
7・トイレタイムをつくって、排便リズムをつくる …… 33
8・ニッコリほほ笑んで、腸を元気に！ …… 37
〈コラム〉便は腸内環境を映す鏡 …… 40

第2章　健康長寿の「腸の秘密」
1．元気な腸に福来たる！スッキリやせて、肌も髪もツヤツヤに……44
2．腸の免疫が万病を防ぐカギ……49
3．腸内細菌が腸の働きを左右する！……51
4．自律神経が整うと、腸が元気になってやせる！キレイになる！……54
5．実は脳よりすごい、腸のチカラ……58
6．現代人に増えている腸のトラブルは？……62
〈コラム〉①あなたの便秘のタイプは？……66
〈コラム〉②あなたの自律神経はどのタイプは？……68

第3章　腸が喜ぶ健康長寿の「食習慣」
1．メニューに迷ったら「和食」をチョイス！……72
2．毎日、ヨーグルトを200g食べる……76
3．便秘解消の救世主！いま、話題の太らない糖質とは……80

4・主食は「白いもの」より、「黒いもの」を……85
5・お腹が張るときは「ネバネバ」食材！……89
6・大さじ1杯！　亜麻仁油でスルッと快適なお通じに……93
7・間食に最強のおやつは、ドライフルーツ……97
〈コラム〉1分　腸活〈朝〉〈昼〉〈夜〉の過ごし方……100

第4章　健康長寿のための「腸をいたわる」習慣

1・食事はゆっくり、「腹7分目〜8分目」がベスト！……102
2・1日1.5リットルの水をこまめに飲む……105
3・顔と頭をトントン　タッピングでリラックス……108
4・首まわりをほぐして、腸の状態を良好にする……110
5・「4対8の呼吸法」で乱れた心を整える……115
6・いつも〝ゆっくり〟を心がける……119
7・自然の力を借りて、気持ちをリセットする……121
8・お風呂はぬるめに15分が理想……123

9・寝る前に「3行日記」をつける …… 127
10・就寝する3時間前までに夕食を済ませる …… 131
11・夜12時までに眠りにつこう! …… 133

第5章　1分で「腸を元気にする」ストレッチ

腸の調子が上がる3つのポイント …… 136
1・腸の働きを高めて、朝のトイレタイムに備える …… 138
2・昼はスキマ時間を利用して、ぜん動運動をうながす …… 141
3・寝る前に腸の疲れをリセットする …… 145
4・「あと、ひと押し」のときには便座エクササイズ …… 149

〈巻末特集1〉小林先生教えて!「健康長寿の1分腸活」Q&A …… 153
〈巻末特集2〉体験談/「1分腸活」でこんなうれしいことが …… 159

おわりに …… 174

スタッフ

編集協力／村上かのん　Jin Publishing Inc.

イラスト／伊藤美樹

DTP 制作／やなぎさわけんいち

校正／上田康晴（銀杏の栞）

第１章

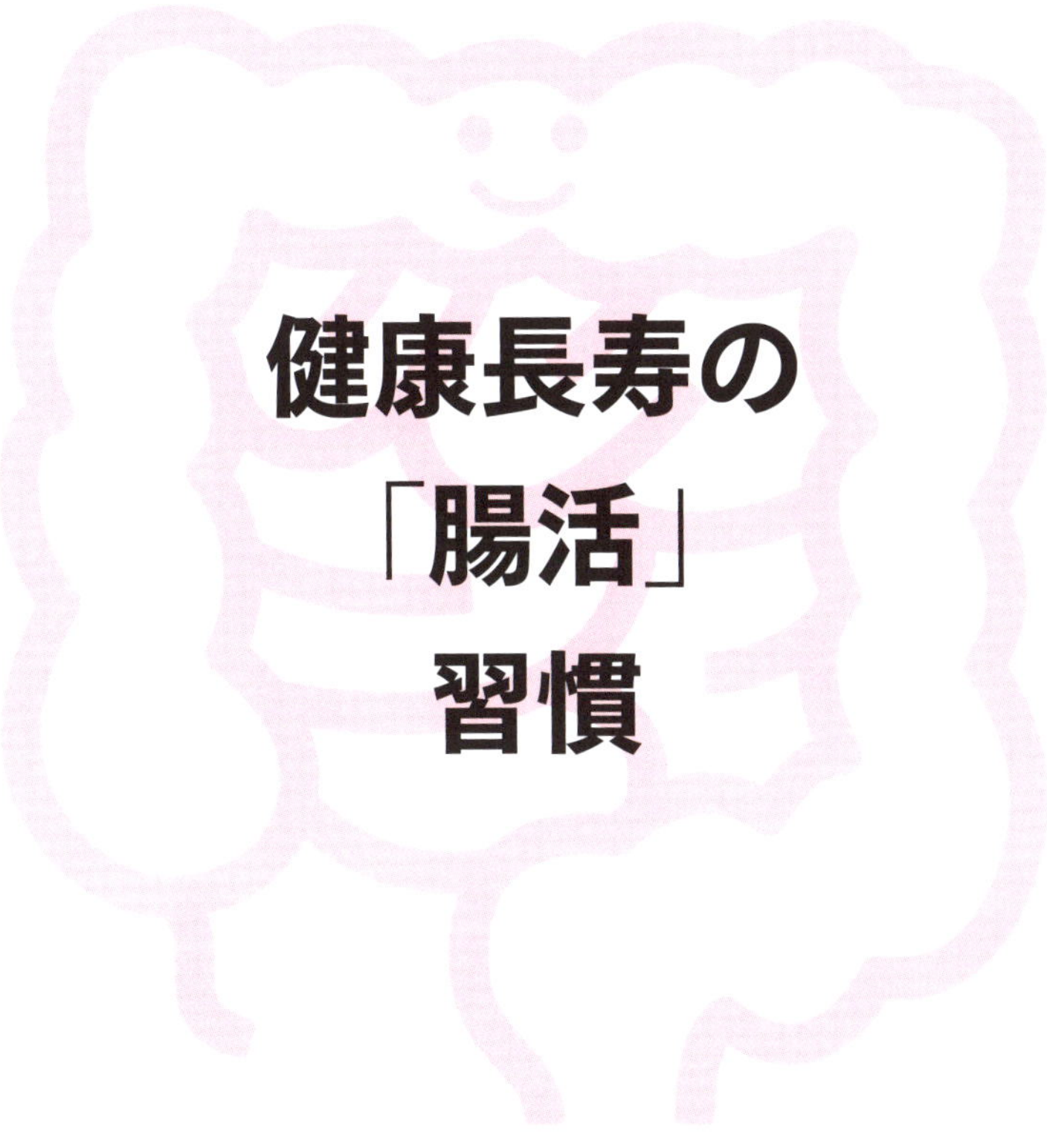

健康長寿の「腸活」習慣

1 「腸活」成功の秘訣は朝にあり！ 30分余裕をもって起きよう

ギリギリまで寝ていて、朝ごはんも食べずに出かける、つい夜更かししてしまって朝が弱い……。こんな朝の様子、自分に当てはまると思った人は要注意。腸にストレスがかかっている生活といえます。

腸活を成功させる秘訣はズバリ、「朝」にあります。昔から「早起きは三文の得」といいますが、腸にとっても例外ではありません。その理由を少しご説明しましょう。

朝はちょうど、自律神経が副交感神経から交換神経に切り替わるタイミグです。自律神経は呼吸や心拍数、血圧など人間の生体にかかわる活動をコントロールしている神経で、緊張や興奮したとき、また活動時に活発になる交感神経と、リラックス時や睡眠時に活発になる副交感神経がバランスをとるように働いています。

起床後、徐々に副交感神経から交感神経に切り替わりますが、バタバタしたあわただしい状態は交感神経の働きを一気に高め、切り替えがうまくいかなくなります。すると、１日の自律神経のバランスが不安定になりがち。自律神経は腸の動きと関係しているため、腸の働きそのものにも影響を及ぼします。

こうした生活が繰り返されることで、どんどん腸は本来の働きができない状態になっていってしまうのです。**腸が本来の働きをするための〝スイッチ〟を入れるのは、朝なのです。朝こそ、体のリズム、腸のリズムを整え、１日のスタートをスムーズに切るための重要な時間といえます。**

この章では、腸のために必ず実行してほしい「朝の黄金習慣」を順番にご紹介していきます。どのように朝を過ごすかが健やかな腸になるカギになります。そこで大切になるのが、ゆとりをもって起床することです。余裕があればしっかり朝食がとれるので、腸の働きをうながし、排便リズムをつけるきっかけになります。早めの起床はきちんとした朝時間を過ごすための前提となりますから、「いつもより30分早く起きること」を心がけましょう。

前の晩に目覚ましをセット！　あとは起きるだけ。とりあえず、１週間これを続けてみてください。**ちなみに目覚ましは、けたたましいベルより、穏やかな音や音楽がおすすめです。**そのほうが自律神経の切り替えがうまくいき、バランスが整いやすくなります。

朝がつらい、起きるのが苦手……なんていう不安はこの際、気にしないこと。気にするとストレスになってかえって腸によくありません。寝坊した日があっても、「明日は大丈夫」と気楽にかまえて、ゆるく、頑張りすぎないないことが、上手に習慣化するコツです。

そのうち同じ時間にすっきり目覚められるようになってきます。余裕をもって起きれるようになると、気持ちにゆとりが生まれ、好調な1日をスタートさせることができます。その上で、できるところから「朝の黄金習慣」に挑戦していくとよいでしょう。自然と取り組むペースもできてくるはずです。そうなれば、しめたもの。「腸活」の半分は成功したといっても過言ではないでしょう。

朝を制する者は腸を制します。そして腸が変われば、人生が変わります！

2 ストレッチで腸の〝やる気〟を引き出す！

急に飛び起きたり、頭がぼーっとした状態のままだったりすると、その後もなんだか気分がのらない、やる気がでないなんことはありませんか？　実は腸も同じで、腸の目覚めが悪いと1日調子が上がりにくくなってしまいます。つまり、逆に考えれば、朝の目覚めがスムーズだと1日一生懸命働いてくれるのです。

腸の機嫌をよくするためにも朝のストレッチで刺激を与え、腸の目覚めをうながしましょう。ぜん動運動（消化管の収縮運動）の調子がよくなって、排便スイッチも入りやすくなります。

今回紹介するのは「簡単ツイスト」、「体側伸ばし」、「腸刺激ストレッチ」の3つ。寝たままの状態や立ったままできる簡単ストレッチで、腸に心地よい刺激を与えてぜん動運動をうながすのが目的です。いつ行なっても腸の機能を高める効果がありますが、排便の時間帯である朝に行なうとより高い効果が期待できます。

「簡単ツイスト」は仰向けに寝てお腹の力を抜いてリラックスした姿勢から、両ひざをゆっくり倒す運動です。キュッとお腹をひねることで腸のぜん動運動を高めます。「体側伸ばし」は両脇をしっかり伸ばすのがポイントです。腸に適度な刺激を加えるとともに、起き抜けに自律神経のバランスを整えるのに役立ちます。「腸刺激ストレッチ」はうつ伏せになり上体をしっかり反らす、仰向けになりおへそが見えるように上体を浮かせるストレッチです。腹筋の強化につながり腸のぜん動運動を促進し、腸に刺激を与える効果があります。

腸を元気にするには、食べ物や飲み物による〝内側から〟のアプローチだけでなく、ストレッチなどによる〝外側から〟のアプローチも欠かせません。特に朝のストレッチは腸に〝やる気〟を出してもらうためのものです。その日の気分に合わせてひとつだけ行なってもよいですし、好きなストレッチを組み合わせてもよいでしょう。腸はすぐに反応してくれるので、1分でも毎日続けることが大切です。

簡単ツイスト

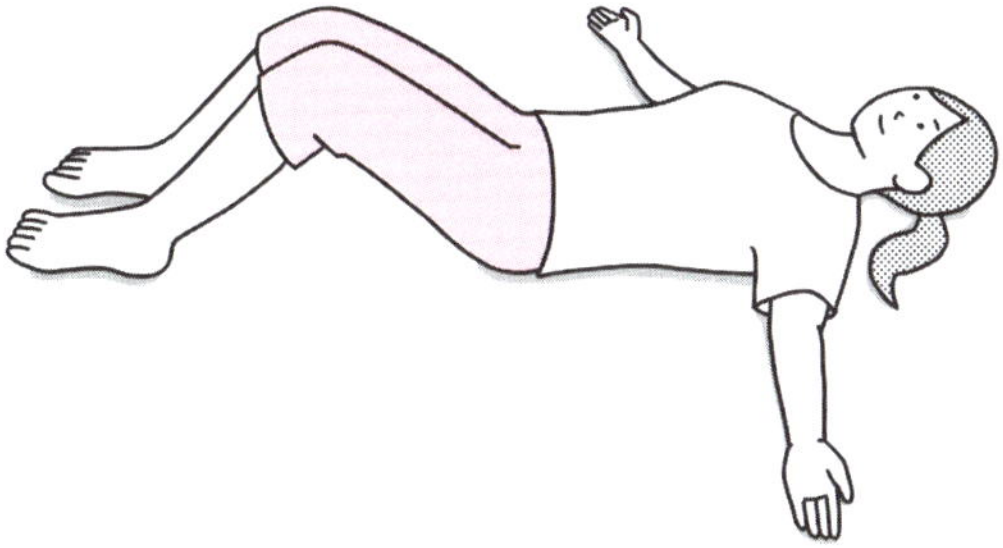

①仰向けに寝て、両ひざを立ててそろえ、直角くらいに曲げる
手は左右に大きく開いて、手のひらを上に向ける

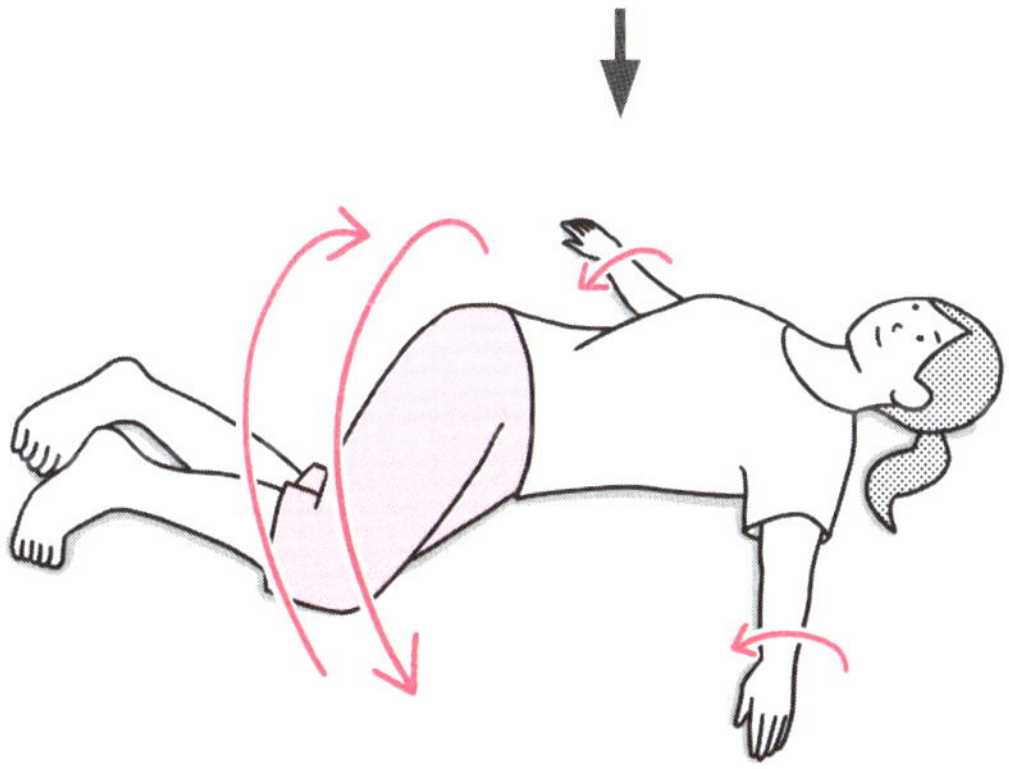

②息を吐きながら、両ひざをそろえたままゆっくり倒す
ひざの動きに合わせて、手のひらを下に向ける。息を吸いながら①の姿勢に戻る。反対側も同様に行なう

体側伸ばし

両腕を上に伸ばし、頭上で手首をクロスさせます。呼吸をしながら、ゆっくり脇腹の筋肉を伸ばすのがコツ。

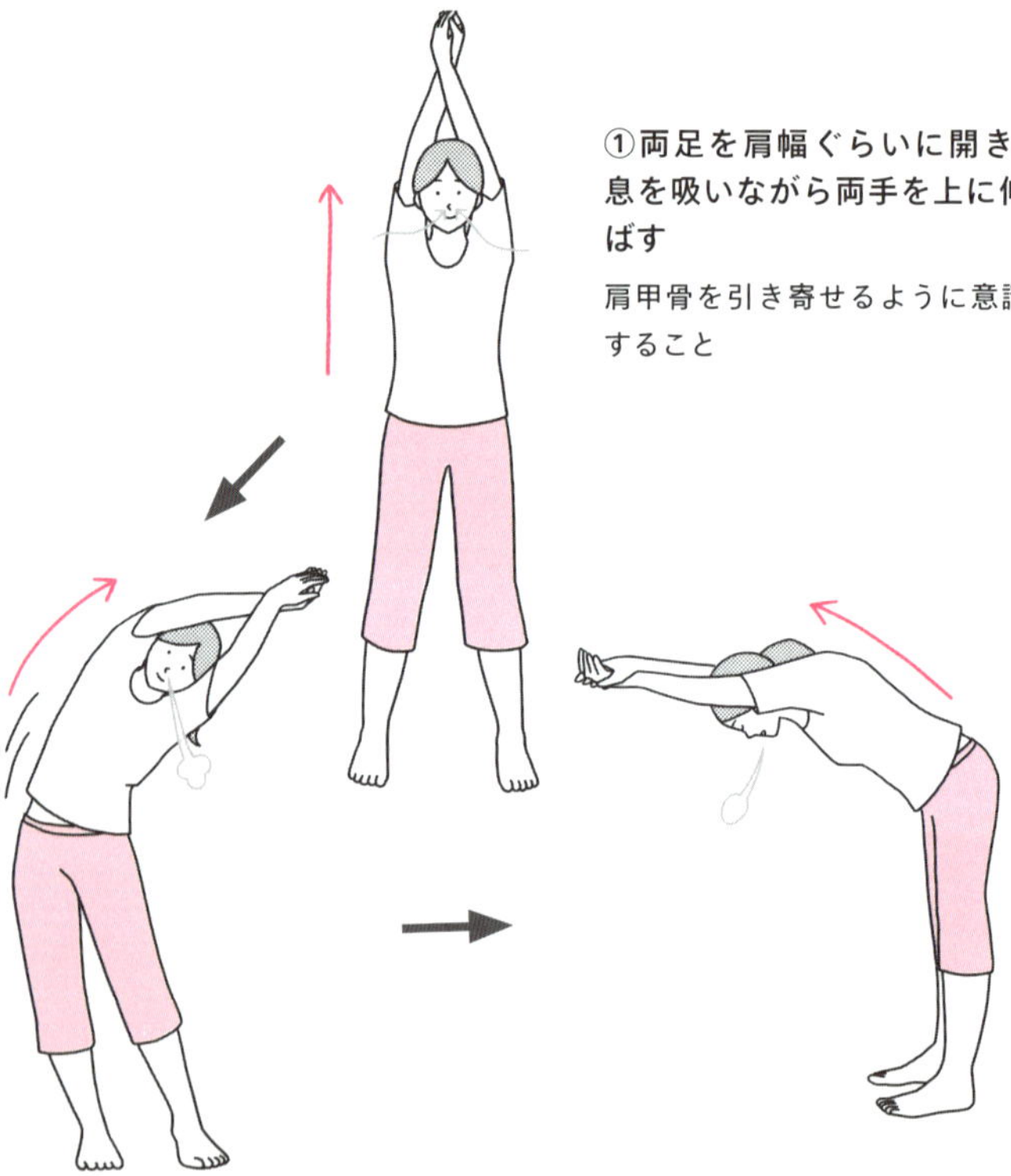

①両足を肩幅ぐらいに開き、息を吸いながら両手を上に伸ばす

肩甲骨を引き寄せるように意識すること

②息を吐きながらゆっくり上体を横に倒す

体側が伸びていることを意識し、上体がしっかり伸びたら元へ戻す。同じように反対側も同じように倒す

③今度は息を吐きながら、上体をゆっくり前に倒す

ある程度傾いたら、息を吸いながら上体を起こす。これを何度か繰り返す

腸刺激ストレッチ

①うつ伏せになり、ひざを曲げ、両手で支えながら上体を反らす

上体をしっかり伸ばした状態で 30 秒ほどキープ。腸がほどよく刺激され、この姿勢でゆっくり深呼吸をすると副交感神経も高まり効果的

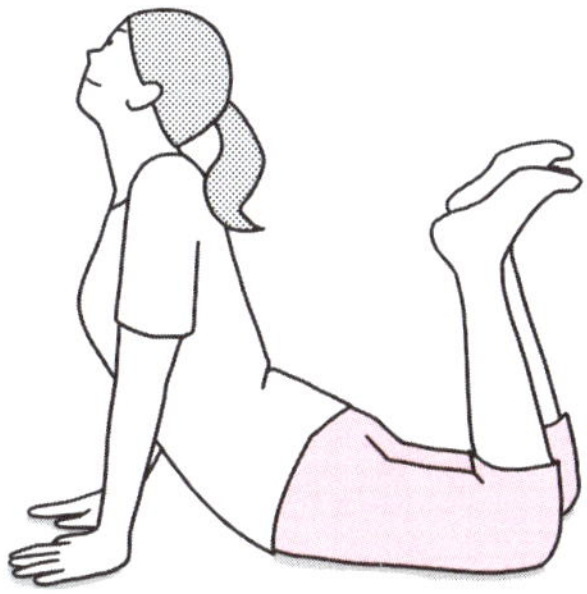

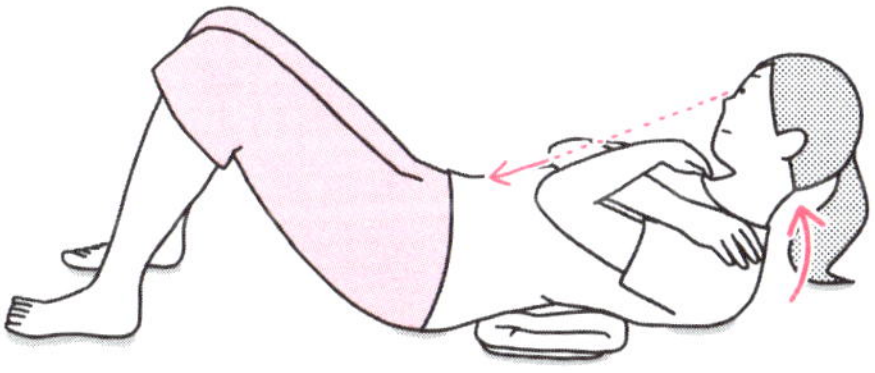

②腰の下にクッションを敷いて仰向けになる

ひざを立て、手は胸の上でクロスさせ、肩をつかむ。この姿勢でおへそが見えるように、上体を浮かせる。呼吸を止めずに 20 回ほど行なう。腹筋が鍛えられ、腸のぜん動運動をうながし、便秘の解消に

3 起きたら朝日を浴びて、体内時計をリセットする

腸活にとって最も大事なのは「朝」です。朝が大切な理由は、自律神経を整えるのはもちろんのこと、「体内時計」をリセットするチャンスでもあるからです。人間の体には1日の時間の流れに合わせて、新陳代謝やホルモン分泌などを行なう「体内時計」の機能が備わっています。この機能がしっかり働いていないと、自律神経の働きに乱れが生じ、腸の動きも停滞させてしまうのです。

人間を含む生き物は太古から、朝日とともに起きて、昼に活動し、太陽が沈むとともに眠るという生活を送ってきました。体内時計は、私たちが地球の自転による昼夜サイクルに適応するために獲得した機能だと考えられています。

ところでこの体内時計、実は1日24時間ぴったりに機能しているわけではありません。微妙にズレているのです。ですから正確に機能させるために毎朝リセットして、ズレを修正する必要があります。

では、どうしたらよいでしょうか。その方法はとてもシンプルです。

朝日を浴びればよいのです。体内時計は目の奥の視交叉上核《しこうさじょうかく》という部分にあり、どんな人も１日約25時間に設定されています。しかし、強い光を浴びると体内時計の針が約１時間戻るとされています。

目覚めたら真っ先に部屋のカーテンを開け、朝日を体いっぱい浴びましょう。うっかりカーテンを開けるのを忘れてしまいそうという人は、遮光《しゃこう》ではなく、光を通すカーテンにするのも一案です。夜明けとともに徐々に光が入り、心地よい目覚めをうながしてくれるでしょう。

もし光が入りくい部屋の場合は、玄関の外やベランダに出るなどの工夫をしてください。ついでに深呼吸して外気をいっぱい吸い込むと、体内に酸素がいきわたり、体がすっきり目覚めます。

朝日を浴びるメリットはほかにもあります。太陽の光を感知するとメラトニンという睡眠をうながすホルモンの分泌がストップし、14～15時間後に再び分泌を再開。その2～3時間後にピークを迎えます。例えば、朝６時に起きたとすると、夜11時にはスムーズに眠りにつけるようになります。

またメラトニンには免疫力を高める力もあるため、良質な睡眠を得ることで病気予防にも役立つという、うれしい効果が期待できます。

腸の健康には朝が大切ですが、便秘の患者さんの中には、「夜眠れず、朝起きられない」という人が少なくありません。起床時間がまちまちだと、メラトニンを分泌する時間がズレてしまい、規則正しい生活が難しくなりがちです。私はこうした患者さんには、「できるだけ同じ時間に起きて、朝日を浴びましょう」とアドバイスしています。

また体内時計が正しく作動すると、夜は腸を動かす副交感神経がしっかり働くようになり、翌朝の自然なお通じにもつながります。こうした好循環によって腸の動きもよくなっていきます。

4 朝コップ1杯の水を飲む

便秘に困っている人に朝の様子をうかがうと、あわただしく準備をして出かけるという人が少なくありません。しかし、それでは腸の働きがよくなりません。

そこで、ぜひトライしていただきたいのが、**朝、目覚めたらコップ1杯の水を飲むこと。**腸は睡眠中に消化・吸収を終え、朝方には動いていません。そこに水を飲むことで、腸を目覚めさせるのです。空っぽの胃に水が入って重くなるので腸を刺激します。その結果、ぜん動運動のスイッチが入って、スムーズな排便につながっていくのです。

飲むときは「一気に」がポイント。勢いよく飲んだほうが腸への刺激が起こりやすくなります。水は冷たくても温かくてもどちらでもOKですが、体を冷やしたくない人は常温、または白湯《さゆ》がおすすめです。

腸は小腸、大腸を合わせると7メートル以上もあります。腸のぜん動運動が停滞すると食べ物の進みが遅くなり、腸内の流れが止まってしまいます。すると、腸壁が水分を吸収して便がカチカチに硬くなってしまい、便秘になります。便秘が続くと、いわゆる「宿便《しゅくべん》」がたまり、便の腐敗が進みます。こうして腸内環境が悪くなってさらにぜん動運動が弱まり、便秘が続くという悪循環に陥《おちい》ってしまいます。ですから、**便秘をしないためには毎朝、起き抜けに水を飲んでぜん動運動をうながす習慣をつけることが重要になるのです。「朝はコップ1杯の水！」を合言葉に、毎日続けてみてください。**実践した方の多くは1週間ほどで腸の動きがよくなったのを実感しているようです。

便秘は水分不足も一因ですから、水を飲むことで便を軟らかくするメリットもあります。人間は汗や尿などで1日約2リットルの水分を排出しているとされているので、朝はもちろんのこと、こまめに水分補給して、1日1・5リットルを目安に水の摂取を心がけるとよいでしょう。

5 朝食はバナナ１本でもＯＫ！

ところで、朝食は毎日食べていますか？ 私がいつも便秘の患者さんにうかがう質問です。便秘になりやすい人は、朝食抜きが当たり前になっていることが多いようですが、腸の１日の働きをスムーズにするために、１日３食の中でももっとも重要なのが朝食です。

朝食には自律神経のスイッチを入れるという役割があります。食事をとることで、「お休みモード」から朝の「活動モード」へと切り替わります。さらに食べ物が胃に入ることで腸のぜん動運動も活発になり、自然に排便がうながされます。

ぜん動運動が活発になると栄養の吸収がよくなり、栄養たっぷりの血液が細胞のすみずみに届きます。その結果、代謝が上がり、太りにくくなります。お通じもスムーズになるので、余分なものがたまらない体に。体も心もすっきりして、１日のスタートを切ることができます。

しかも、最近の研究では、「朝食を抜くと昼食後の血糖上昇を招く」ことも明らかになっています。高血糖は肥満や糖尿病など生活習慣病を招く危険があります。つまり、朝食をとることで生活習慣病の予防にも役立つということです。

とはいえ、朝は何かと忙しくてつい朝食を抜いてしまう人も多いのではないでしょうか。実際、「朝食をとるより、もう少し寝ていたい」という声も多く聞きます。

もし朝食の習慣がなければ、最初は無理をせず、まずはバナナ1本でもOK！ バナナなら手軽に食べられますし、腸内環境を整えるオリゴ糖や食物繊維、美容に有効なミネラルも豊富です。**ちなみに、私の朝食はコップ1杯の水とバナナ1本、パン1枚だけです。**

ほかにも、余裕があれば簡単メニューにチャレンジしてみましょう。たとえば、ヨーグルトに刻んだナッツ、グラノーラ、ドライフルーツをのせ、ハチミツをかけた「グラノーラヨーグルト」もおすすめです。簡単につくれる上、腸を元気にする栄養がたっぷりとれます。

また、**ヨーグルトに大根おろしをのせ、ハチミツをかけて食べるのもおすすめです。**腸内環境を整える乳酸菌や食物繊維、オリゴ糖がとれるため、腸の働きがみるみるよくなります。材料をそろえておいて、朝、ヨーグルトにトッピングするだけなので、準備が簡単なのもよい点です。

「朝食は金」という言葉があります。昔から体験的に朝食の重要性を知っていたのですね。朝は軽めで十分なので、とりあえず何かを食べるという意識で習慣化を目指すとよいでしょう。

6 朝1杯の簡単みそ汁

朝食がいかに健康にとって大切かを説明しましたが、和テイストの朝食なら、ごはんにみそ汁、おかずは納豆がおすすめです。なぜなら、納豆とみその発酵食品コンビが腸にとても効くからです。

納豆とみそは、交感神経の働きを高める植物性たんぱく質を含む大豆と、腸内環境を整える発酵菌を合わせもち、腸を元気にして、朝のパフォーマンスアップに最適な名コンビです。 納豆はまとめて買ってストックしておけばよいですし、ごはんも週末などにまとめて炊き、小分けにして冷凍にしておけば、朝はレンジで温めるだけで済みます。

みそ汁はだしをとっていちからつくるとなるとかなりの負担になるので、簡単みそ汁のつくり方をご紹介しましょう。

具材は刻みねぎ、乾燥わかめ、乾燥麩などが便利。お椀に具材を入れてみそをお湯にとくだけです。みそはだし入りを使うとラクです。だし入りみそがないときは顆粒だしを使いましょう。

朝は食欲がないという人には、**納豆とめかぶを入れた「ネバトロみそ汁」がおすすめです。めかぶのネバネバは便秘解消に効果があります。**納豆とめかぶは口当たりがよいので、スルスルといただけます。

鍋に水と顆粒だしを入れ、ひと煮立したら、みそをとき入れ、めかぶ、納豆を加えて火を止めます。器によそったら万能ネギを散らします。納豆に含まれる「ナットウキナーゼ」は熱に弱いので仕上げに加えるのがポイントです。

朝食の1杯に、または時間がないときの食事代わりにもってこいの一品です。

温かいものをとるとホッとしますよね。胃腸が温まり、腸の働きがよくなります。忙しい朝も温かいみそ汁を飲んで、腸内環境を整えましょう。朝のトイレタイムも快適になることでしょう。

腸内環境を整える！ 1分みそ汁

腸内環境を整える善玉菌の大好物〈白みそ〉〈赤みそ〉〈玉ねぎ〉〈りんご酢〉の４つの素材を混ぜ合わせたみそ玉をつくります。このみそ玉に熱湯（約 150cc）を注いだみそ汁を飲むことで、効果的に腸内環境を活性化することができます。

①みそ玉を作る

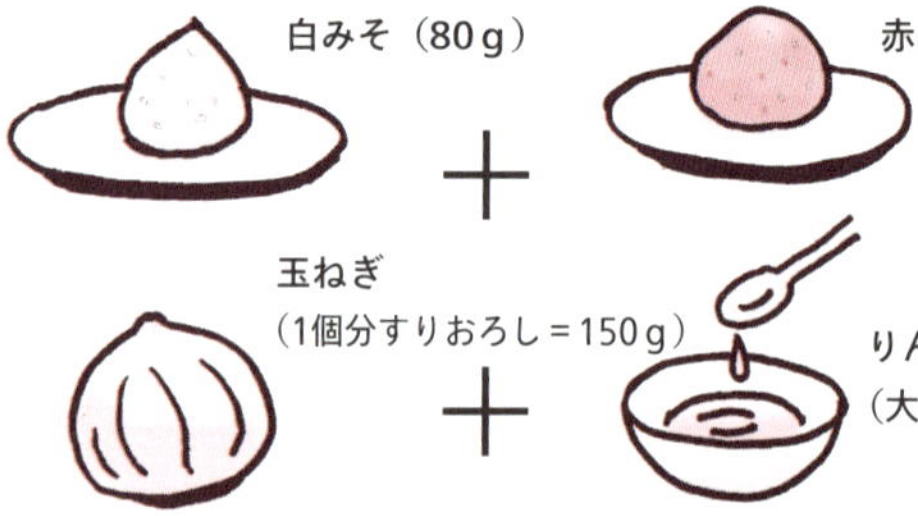

②混ぜ合わせて、冷凍庫で凍らせる

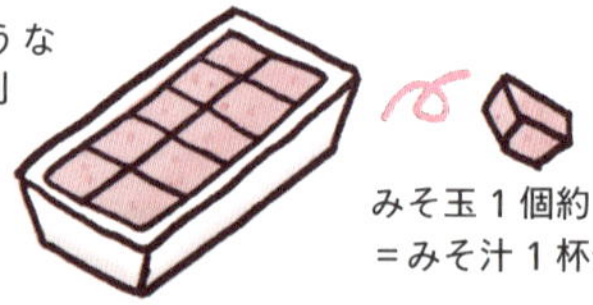
10 等分できるような
製氷機を使うと便利
みそ玉１個約 30 g
＝みそ汁１杯分

③みそ玉（10 分の１個）に熱湯を注ぐ

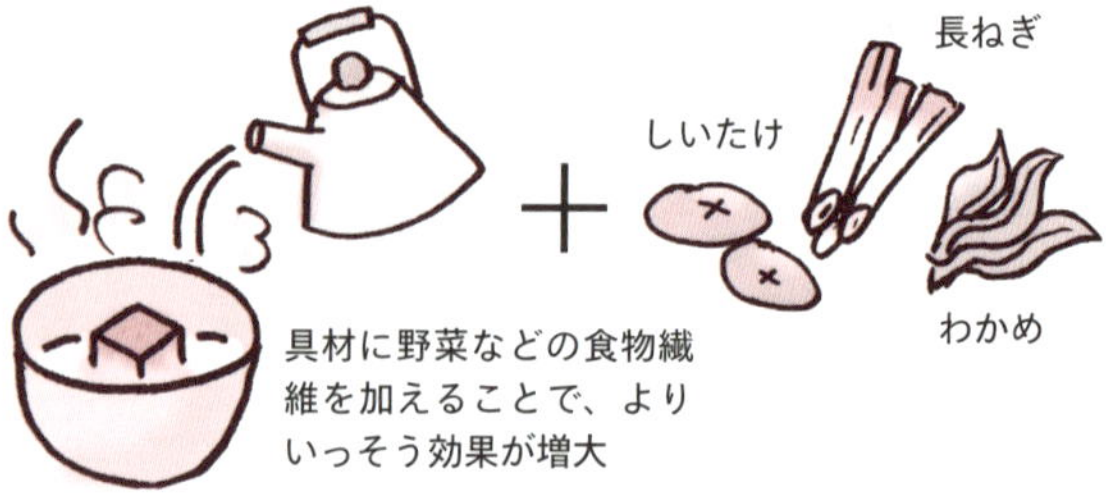

～小林弘幸著『医者が考案した「長生きみそ汁」』（アスコム刊）より～

7 トイレタイムをつくって、排便リズムをつくる

夜中、副交感神経が高まり、腸が活発に消化活動を行なっているため、朝には排便の準備が整っていることがふつうです。排便のリズムをつくるために、朝食後はできるだけトイレタイムをつくりましょう。

便意がなくても、便座に座ることが大切です。毎朝、こうした時間をつくることで自然と排便がうながされますので、このリズムを体に覚えさせましょう。そのためにも、朝は30分の余裕をもって準備してほしいと思います。

ただし、便意がないにもかかわらず無理に出そうとするのは禁物です。交感神経の働きが高まってしまい、ますます出にくくなります。

排便には副交感神経を高めたほうがよいので、リラックスして、焦らないこと。無理そうだと思ったら、いさぎよくあきらめるのもアリですよ。

ちなみに、お通じをうながすストレッチにはさまざまなものがあります。〈STEP5〉の章でも詳しく触れますが、ここでは腸マッサージをご紹介しましょう。

大腸は下腹部に大きな四角を描くように位置しています。そして便がとどこおりがちになる箇所がカーブしている四隅《すみ》、つまり左右の肋骨の下と左右の腰骨のあたりです。

左手で左の肋骨の下、右手で右の腰骨のあたりをギュッとつかみ、ゆっくりもみほぐします。次は両手とも上下を入れ替えて行ないましょう。

また、おへそを中心に「の」の字を描くように、時計回りにマッサージするのもおすすめです。腸の曲がり角をイメージしながら行ないましょう。

便はココにたまりやすい

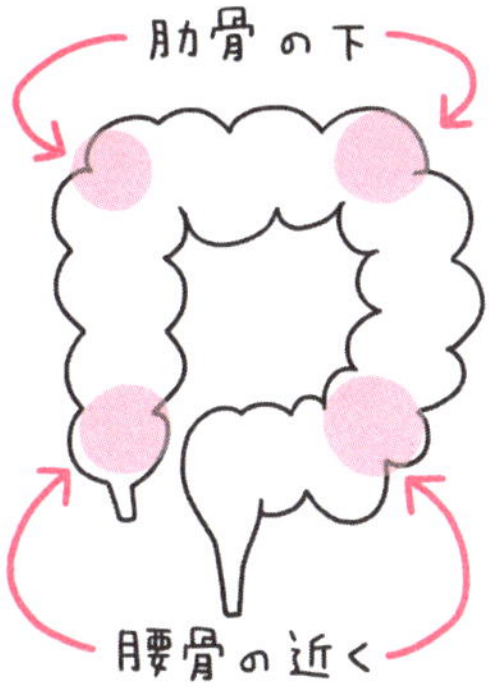

大腸は下腹部に四隅を描くように位置しています。便はこの四隅（肋骨の下、腰骨の近く）に詰まりやすい

腸に効くツボ

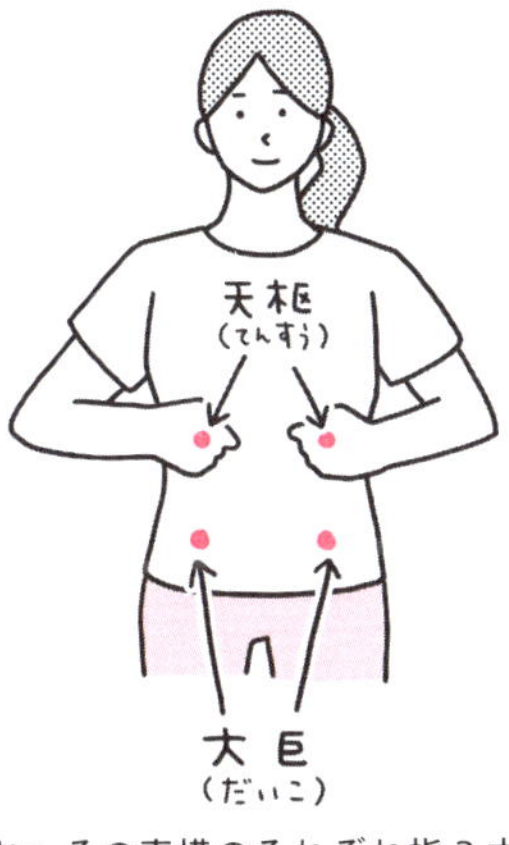

おへその真横のそれぞれ指３本分ぐらい横にあるのが「天枢（てんすう）」、そこから指３本分下に下がったところにあるのが「大巨（だいこ）」というツボ。ここをこぶしでギュッと押し込むように押す

大腸もみほぐし

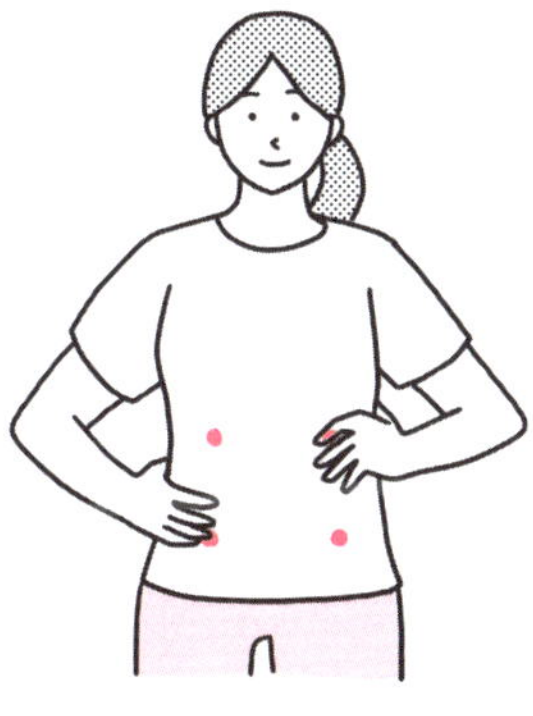

便がたまりやすい大腸の四隅を、左右のわき腹と下腹部を手でギュッとつかんでもみほぐす。上下交互に行なう

「の」の字マッサージ

おへそを中心に「の」の字を描くように、時計回りにマッサージしましょう。大腸の四隅を意識しながら行なうと効果的

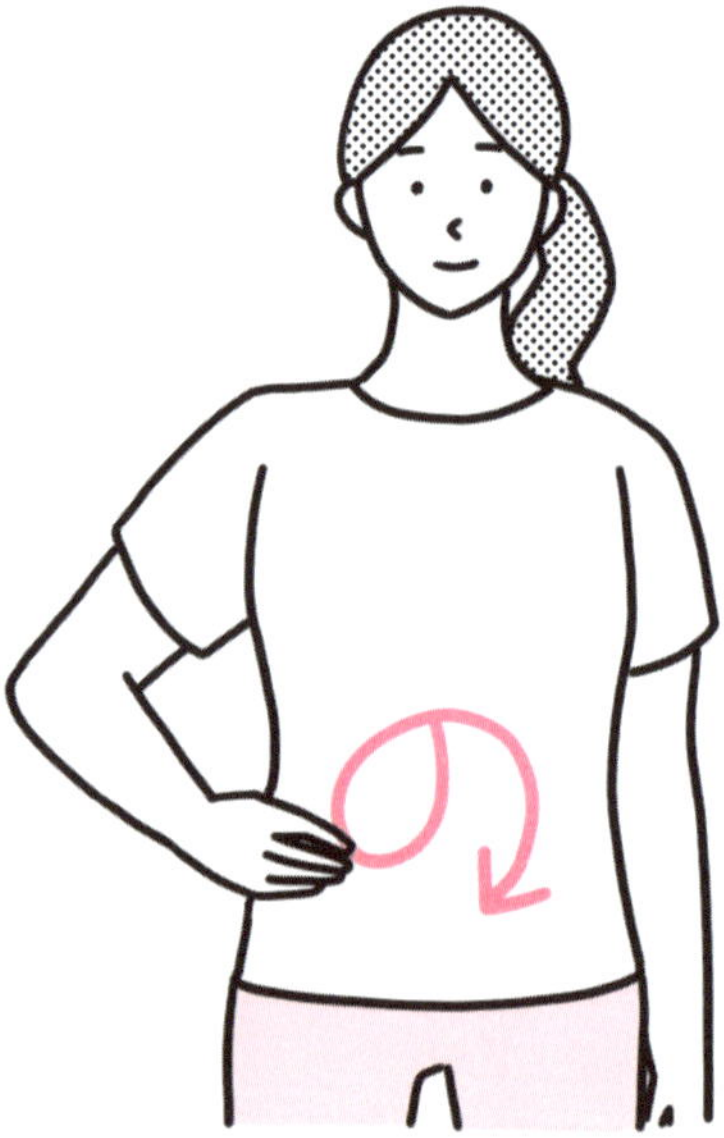

8 ニッコリほほ笑んで、腸を元気に！

口角《こうかく》を上げてニッコリほほ笑むと、副交感神経の働きがよくなることがわかっています。朝の自律神経バランスはその日１日を左右しますから、朝、笑顔になる習慣をつけることで、腸の働きにも好影響を与えます。

せっかくなので、もう少し「笑い」についてお話ししましょう。

「笑う門には福来たる！」や「笑いは百薬の長」など、「笑い」にまつわることわざがたくさんありますね。実は「笑い」にはさまざまな健康効果があるんですよ。

まずひとつが、幸せホルモンと呼ばれる「セロトニン」の分泌を増やす効果。セロトニンは気持ちを安定させる働きがあるので、ストレスをやわらげたいときも有効です。

また、血糖値や血圧を下げる効果や、弱った免疫力を正常化させる効果があることも明らかになっています。

ぜひ、朝、出かける前に鏡の前でニッコリほほ笑むことを習慣にしましょう。お子さんや旦那さんを笑顔で送り出すのを日課にするのもよいですね。

最初は恥ずかしいかもしれませんが、口角を上げるだけでも効果は期待できます。そのうち慣れてきたら、少しずつ自然なほほ笑みを心がけていけばよいのです。

「笑顔にならなくちゃ」と思うと、義務のようになってしまい、なかなかうまくいかないものです。肩の力を抜いて軽い気持ちでトライしてください。

また、「あれもこれもやらなければ！」とパニックになったり、予想外のことが起こって、あわててしまったりしたときも、この〝ニッコリ作戦〟を試してみてください。

「先生、そんな余裕ないですよ！」なんていう声が聞こえてきそうですが、物事を丸くおさめたり、スムーズに運ばせたりするには、まずは乱れた心を整えることが大切です。

ですから、泣きそうなときもひとまず口角を上げてみる。それだけで副交感神経が働き、気持ちが整理されます。

冷静になれば、案外、解決策や別の方法が見つかるものです。

笑顔は円滑な人間関係を築く上でも欠かせない要素。自分だけでなく周囲の人をも幸せにします。笑顔になると腸の健康だけでなく、人生が彩り豊かなものになっていきますよ！

〈コラム〉便は腸内環境を映す鏡

「よいうんち」「悪いうんち」をチェックしよう！

便の約80％は水分で、残り20％が食べカスや腸内細菌、はがれ落ちた腸内粘膜などで構成されているといわれます。

つまり、腸内細菌や粘膜が含まれているため、便を見れば、その人の腸内環境がわかるのです。便にも「よいうんち」「悪いうんち」があり、理想的なのは“スルッと出るバナナ便”。トイレタイムに便の色や形を確認して、腸の状態をチェックしましょう。

よいうんち

腸の働きをよくする「善玉菌」が優勢

◉水の中に浮く
◉いきまなくてもスルッと出る
◉臭いがきつくない
◉黄色か黄褐色
◉練り歯磨き粉より少し硬め

悪いうんち

腸の働きを停滞させる「悪玉菌」が優勢

▲水の中に沈む
▲強くいきまないと出ない
▲臭いがきつい
▲茶色や黒褐色
▲コロコロしている、または硬くて大きなかたまり

バナナ便（普通便）

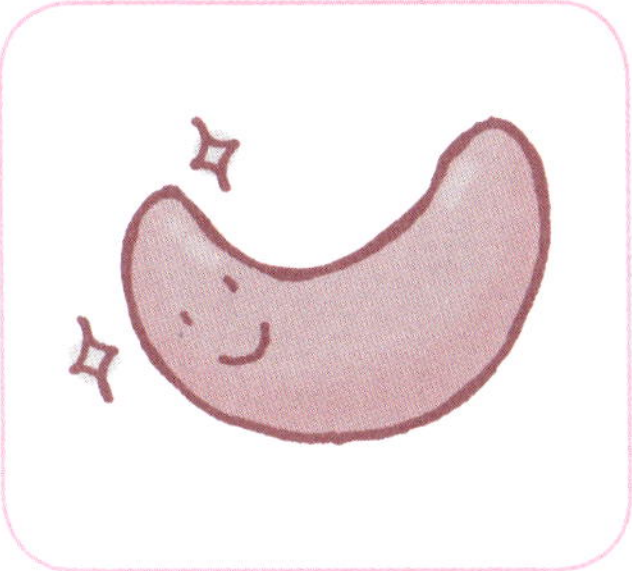

いきまずにストンと気持ちよく出る。表面がなめらかで軟らかい。軽く水に浮くのは食物繊維豊富な理想的な便。

硬い便の原因は大腸を移動する時間が長く、水分や食物繊維不足などがあげられ、腸内環境は悪玉菌優勢の状態。一方、軟らかい便は大腸を移動する時間が短く、食あたりなどの可能性があります。

硬い便

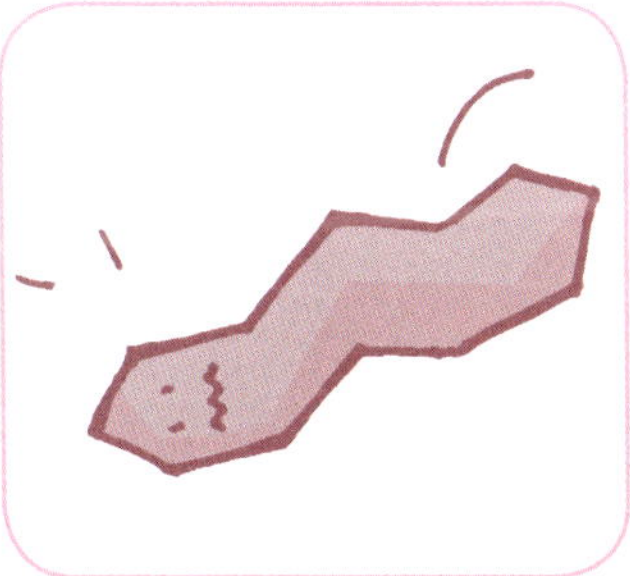

ソーセージ状だが、カチカチに固まった便。水分不足、ストレスも。無理に出すと肛門を傷つけてしまうことも。

コロコロ便

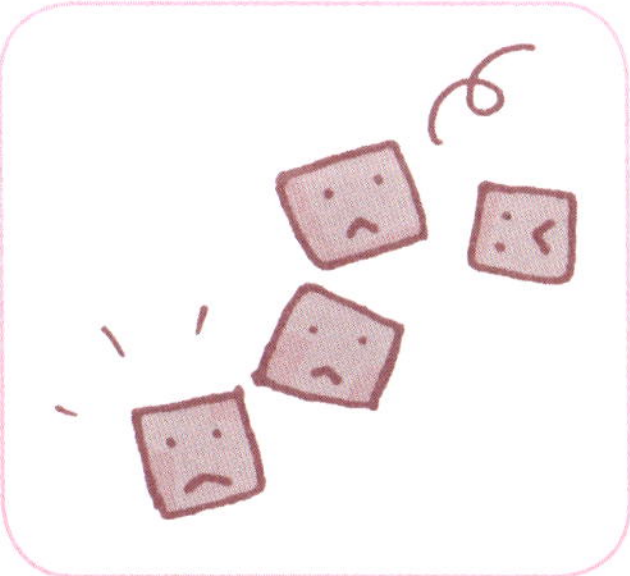

硬くてコロコロした状態。水分と食物繊維が不足している。腹圧が弱ると、出すのに時間がかかる。

やや軟らかい便

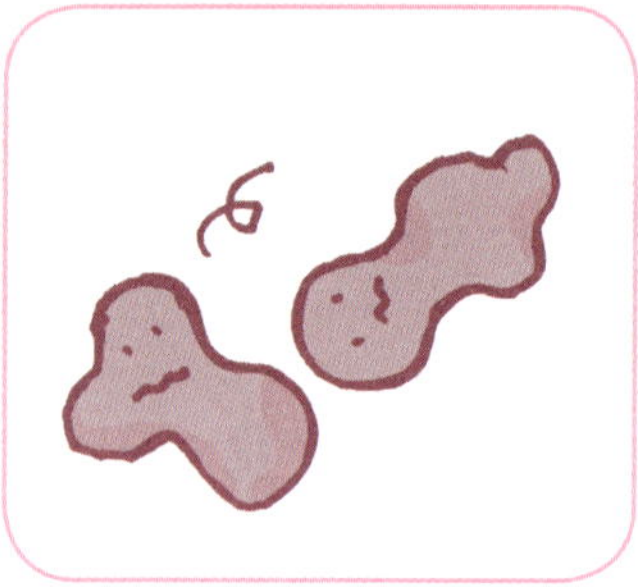

形のある軟らかい半分固形の便。悪玉菌が多い状態。一度に出きらず小分けで出ることがある。

やや硬い便

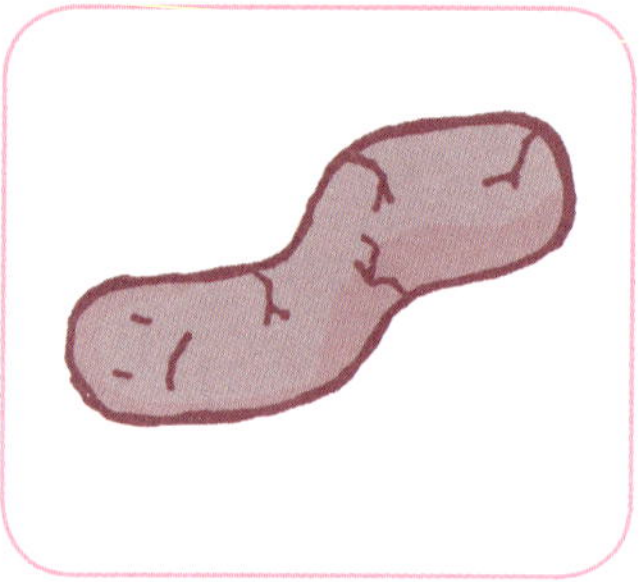

表面にひび割れのある、ソーセージ状に固まった便。出きらずに残便感が残ることも。

水様便

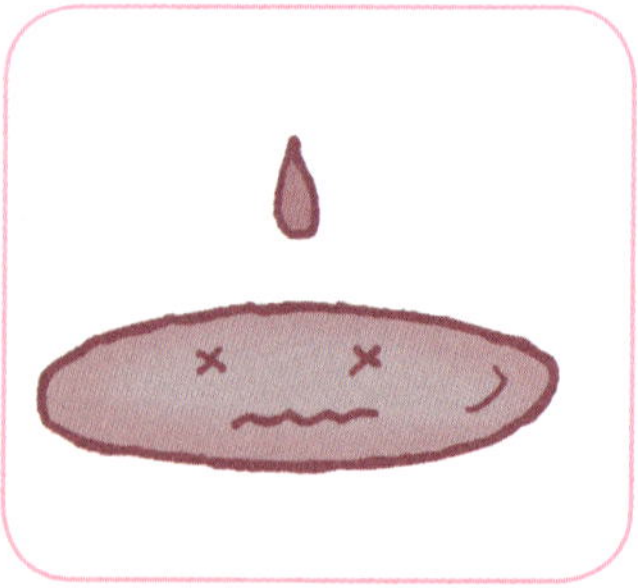

固形物を含まない液体状の便。食中毒やウイルス感染症の疑いも。

泥状便

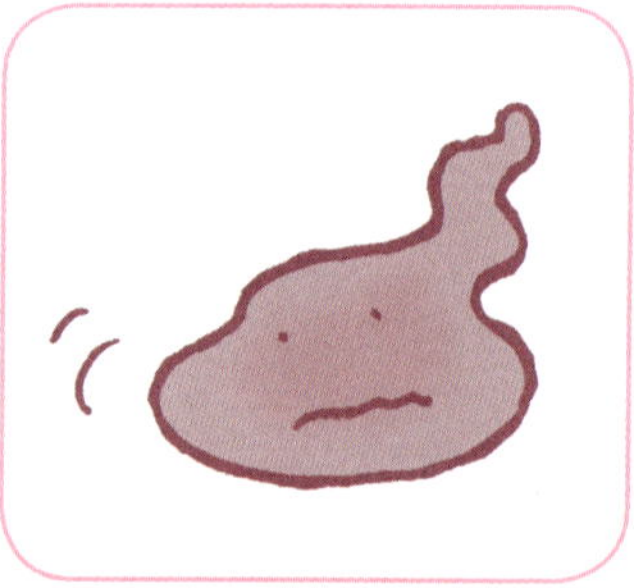

ふにゃふにゃで形がはっきりしない状態。ドロドロのことも。お酒や肉のとりすぎに注意。

〜イギリス・ブリストル大学が開発した「便の性状分類」より〜

第2章

健康長寿の「腸の秘密」

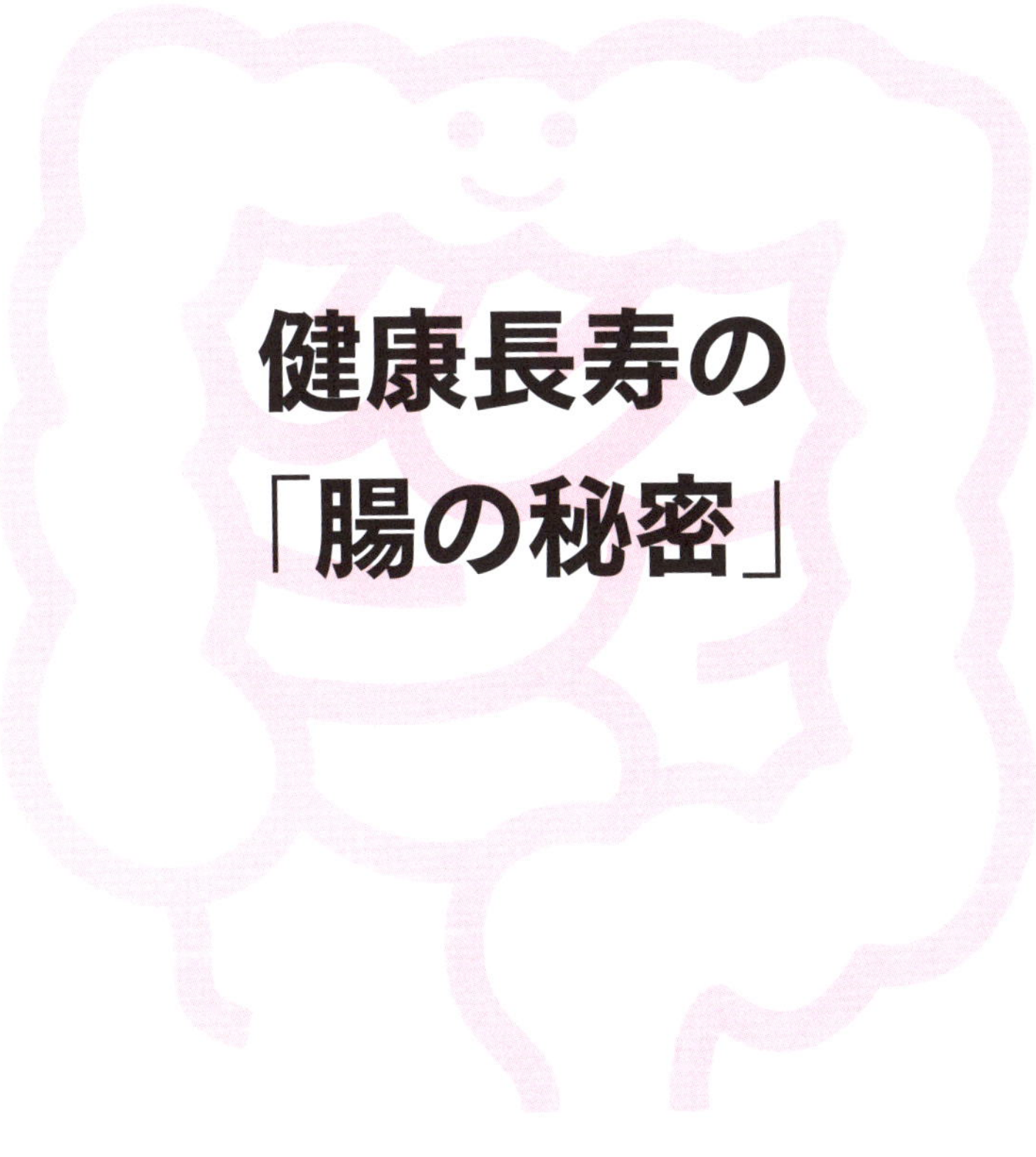

1 元気な腸に福来たる！ スッキリやせて、肌も髪もツヤツヤに

突然ですが、みなさんは日頃から「腸」と会話していますか？ もしかしたら便秘や下痢のときにちょっと気にするくらいの人が多いかもしれませんね。

でも、私は患者さんにこう伝えているんです。「毎日、腸の様子をうかがい、元気に仕事をしているかチェックしてみてください。腸は素直ですから、ちゃんと意識をして、いたわってあげると、しっかりよい働きをしてくれますよ」と。

では、腸が元気に動いていると、どのような恩恵があるのでしょうか。

代謝が上がってやせ体質になる！
ぽっこりお腹がへこむ！
むくみにくい体質になる！
肌のキメが整ってくすみがなくなる！

髪がツヤツヤになる！
疲れにくくなる！
肩こりが改善する！
風邪をひきにくい！

ざっとあげただけでも、これだけのうれしい効果が期待できるのです。「信じられない！」という声が聞こえてきそうですが、本当なんですよ！
なぜ、こんなにすごい変化が期待できるのか。まずひとつに、腸が元気になると質のよい血液がつくられるからという理由があります。

私たちが食べた物は胃でペースト状にされ、腸に入ります。腸は小腸から大腸へと続き、それぞれが連携して仕事をしています。小腸は食べた物を消化吸収する臓器で、栄養を吸収し血液に取り込むのが主な仕事。大腸は栄養を吸収した後の残りカスから便をつくり、肛門から排出します。

どうなってるの？ 腸の仕組み

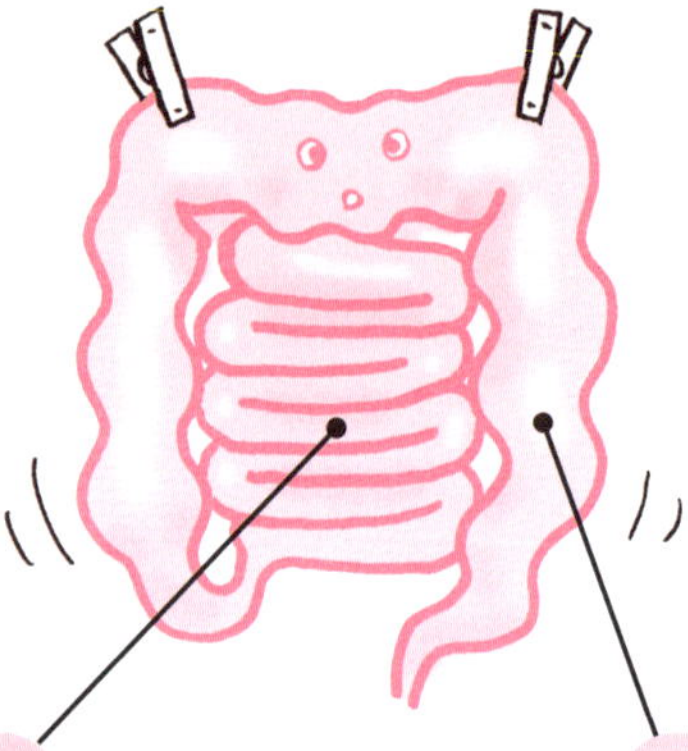

小腸

仕事

胃から送られてきた食べ物を消化吸収する。

長さ

およそ6～7m。小腸は十二指腸、空腸、回腸で構成され、「体の中でもっとも長い臓器」と呼ばれる。

大腸

仕事

栄養を吸収した後の残りカスから便をつくり肛門に運ぶ。

長さ

およそ1．5～2m。盲腸、上行結腸、横行結腸、下行結腸、S状結腸、直腸から成る。

腸も筋肉の長い管で、小腸と大腸を合わせた全長は9m近くになります。それが非常時の消火ホースのように、ぐるぐるとお腹の中にコンパクトに収まっているのですから、かなりの重さです。

しかも腸は両端しか固定されていないので、ブランコのようにぶら下がった状態。そのため、便秘が続いて便がたまっていくと、腸がどんどん伸びていくことに……。腸が下がるとほかの臓器も下に引っ張られて体全体が垂れ、スタイルが崩れる原因になってしまうのです。

とくに大腸の四隅は便が詰まりやすいポイント。日頃から腸マッサージなどで便をスムーズに流して詰まりを解消することで、"下がり腸"を防ぎましょう。

つまり、有用な栄養をしっかり吸収し、不必要なものをスッキリ出す。この一連の流れを円滑にこなすのが〝健康な腸〟といえます。

腸の消化吸収がスムーズになると、栄養たっぷりの血液が全身の細胞に行きわたり、細胞が活性化して新陳代謝がアップ。エネルギーの燃焼も進んで、みるみるやせやすい体に変わっていきます。しかも肌荒れやくすみも改善。肌にハリが出てキメが整う。髪も同様に艶やかになります。

また、腸のぜん動運動も活発になり、不要なものをどんどん排出できるようになります。便秘が続くと便がたまり過ぎて腸が下がって、ぽっこり・たれ下がりお腹になってしまいますが、便秘をしなくなると、お腹まわりがスッキリしてきます。

一方、腸の働きが悪いと、消化吸収と排出がうまくいかなくなり、栄養が不足して血液の質が落ちますし、排出されない老廃物が腸内にたまっていきます。すると有害物質が発生し、それを含んだドロドロの血液が体内を巡ることになります。こうした質の低下した血液は細胞にとり込まれず、脂肪に蓄積されていくため、どんどん太ってしまい、やせにくい体になってしまうのです。

血液の巡りも悪くなるので冷えやむくみの原因になったり、肌荒れや疲労、肩こりなどの不調を招きやすくなったりします。

ほかにも腸の知られざる秘密が、研究によりどんどん明らかになってきています。体全体の免疫細胞のうち6～7割が腸に集中していることもわかっており、「腸は人体最大の免疫器官」ともいわれます。これについてはあとで詳しくご紹介しますが、腸が元気なら風邪などの病気にもかかりにくくなるのは、このためです。

腸は〝健康と美のカナメ〟といっても過言ではないほど、私たちの全身に深く関わっている臓器であることは、おわかりいただけたと思います。

「腸が整うと、人生が変わる！」

私は常々、こう断言しています。これは誰もが達成できることです。何歳からでも変われます。ぜひ、腸を元気にして体の中から美しく、健康になりましょう。

2 腸の免疫が万病を防ぐカギ

腸は食べ物を消化吸収して、余分なものを便として排出する臓器ですが、まだまだすごい力を秘めています。そのひとつが免疫をコントロールしていること。

便秘だった患者さんが、だんだんお通じがよくなって腸の働きが正常になってくると、「風邪をひきにくくなった」「以前ほど疲れがたまらなくなった」と話す人がとても多いんですね。これが、まさに腸が「人体最大の免疫器官」といわれる所以《ゆえん》です。

免疫とは、自分とそれ以外のものを認識して、「有害＝敵」とみなしたものだけをやっつけるための自己防御システムのこと。

毎日、私たちが口にしている食べ物や飲み物には、目に見えないたくさんの細菌やウイルスがついていますが、免疫細胞は体内に入ってきた「敵」を察知すると一斉に攻撃してシャットアウト。体内に吸収するのを防いでくれているのです。

免疫細胞は腸壁のすぐ内側に待機していて、その数、なんと体中の免疫細胞の約7割にも及びます。さらに免疫細胞は腸内で敵を撃退するだけでなく、血流にのって全身に移動し、体中のいたるところで戦うようになるのです。

すごいのはそれだけではありません。

小腸の一部には「パイエル板」という免疫装置があり、そこで免疫細胞たちに人体にとって有害な敵を学習させ、訓練していることが明らかになっています。

このように生命にかかわる重要な任務を担う腸ですが、その働きが悪くなると免疫力が落ち、体にとって有害な物質も栄養と一緒に吸収してしまうようになります。風邪やインフルエンザなどに感染しやすくなるなど、病気になりやすい体に。

さらに免疫力の低下は体内に有害な物質の発生を招くため、がん細胞を増殖させる原因になるなど、病気の引き金となる危険性が高まります。

「だるい」「疲れが抜けない」「風邪をひきやすく、なかなか治らない」といったことがあれば、腸が弱っているサイン。「万病予防は腸から」と心得ましょう。

3

腸内細菌が腸の働きを左右する！

腸が全身の健康や美容に影響することが知られるようになったことで、腸の力を左右する決め手として注目されているのが「腸内細菌」です。

腸内細菌は大腸に生息し、その数はなんと約１０００種類、１０００兆個ほど。重さにすると１・５～２kgほどあるといわれています。

種類ごとにグループを形成し、人間が食べた物をエサにして、お互いに助け合ったり、競い合ったりしながら共存しています。

最近、「腸内フローラ」が話題ですが、これは、顕微鏡をのぞくと多種多様な腸内細菌が密集している様相が、花畑（flora）のように見えることから名づけられました。

人の顔や性格がそれぞれ違うように、腸内フローラの様態も人それぞれ。人種や年齢、ふだんの食事や生活習慣によっても変わってきます。

さて、この腸内細菌、「細菌」と聞くと身体に悪いイメージがありますが、実は私たちの健康になくてはならないさまざまな働きをしているんですよ。

たとえば、食べ物を代謝して有用なエネルギーに変え、消化吸収をサポートするだけでなく、免疫細胞を活性化したり、外部から侵入した病原菌などの繁殖を防いだりもします。

腸内細菌はその働きなどによって大きく善玉菌、日和見菌《ひよりみきん》、悪玉菌の3つに分けられます。

善玉菌……腸のぜん動運動をうながし、消化吸収を促進。免疫力を高めるなど体によい働きをする。代表的なのは乳酸菌やビフィズス菌など。

日和見菌……善玉菌と悪玉菌どちらにもなり得る菌。優勢なほうに加勢する。

悪玉菌……増えると病気や老化のもとになる毒素や発がん物質をつくり、腸内環境を悪化させる。大腸菌やウェルシュ菌（腸管や土壌、水中などに広く分布している菌）などがある。

それぞれによい働き、悪い働きがありますが、大切なのはバランスです。良好な腸内環境は善玉菌だけ存在すればよいというわけではありません。たとえば悪玉菌の大腸菌はビタミンの合成や感染をおさえる働きにも関わっています。

ですから、悪玉菌が増え続けると悪影響がありますが、根絶すべきものではないのです。いろいろな年齢や立場の人が共存している人間社会のような世界が、腸内でも繰り広げられているといえます。

最適な腸内環境は善玉菌２割、日和見菌７割、悪玉菌１割が理想とされ、そのバランスを良好に保つことで、腸内細菌が本来の力を発揮し、私たちの健康に貢献してくれます。

暴飲暴食や不規則な生活、さらに加齢にともなって善玉菌が減り、悪玉菌が増えていくと、日和見菌が優勢になった悪玉菌に加勢して、一気に腸内環境が悪化します。ですから、善玉菌を増やし、育てる生活を心がけることが大切です。

4 自律神経が整うと、腸が元気になってやせる！ キレイになる！

「腸」を語る上で、切っても切れない関係なのが「自律神経」です。

自律神経は、体中に張り巡らされている抹消神経の一種で、内臓の働きや血管の拡張・収縮、呼吸、温度調節、腸のぜん動運動などをコントロールしています。

自律神経にはふたつあり、これらがバランスをとりながら、働いています。

●活動中や緊張時に働きが盛んになる交感神経
●リラクック時や睡眠中に働きが盛んになる副交感神経

1日の変化でみると、交感神経は朝から徐々に働きが高まり、昼過ぎにピークを迎えます。午後から夕方にかけては副交感神経の働きが高まってきます。

腸の働きは交感神経の働きが高まるとぜん動運動が停滞し、副交感神経の働きが高まると活発になります。副交感神経が高まる夜、とくに睡眠中である夜中は腸の動きが最も活発になる時間帯になります。

また、こうした１日の大きな動きとは別に、食後に副交感神経が高まるので、消化吸収が進みます。ですから、「食休み」は腸のために必要な時間なのです。

交感神経と副交感神経のバランスがうまくとれていると、腸の動きが安定するので、本来の働きができるようになります。先にも述べましたが、栄養たっぷりの血液が全身を巡り代謝がアップ。便秘もしにくくなってむくみも解消、驚くほどのスピードで脂肪が落ちてスッキリ体型に！　さらに肌もキメが整い、くすみが気にならなくなります。さらに腸は健康の要となる臓器ですから、腸が元気になれば免疫力が上がって風邪をひきにくくなり、疲れがたまりにくくなり、体調もよくなってきて、気持ちも軽くなってくると思います。

自律神経が整うと腸の働きが整いますし、反対に腸の働きが整えば自律神経が整いやすくなります。お互いに影響し合ってるので、自律神経と腸、両方からアプローチすることで、みるみる不調知らずの健康的な体へと、変化していきます。

私は便秘外来を受診する患者さんに必ず、「自律神経を整えるトレーニングをしましょう」とアドバイスしているのですが、2〜3カ月後、患者さんからは「便秘の改善はもちろん、肌のくすみがなくなったみたい」「疲れにくくなって調子がよくなってきました」といった喜びの声をよく聞きます。しかも、みなさん、最初に診療したときより、表情が明るくなっているんです。

睡眠不足やかたよった食事、不規則な生活、ストレスやイライラは、自律神経のバランスを乱し、腸へもダイレクトに影響します。ちなみに、更年期や加齢でも自律神経のバランスが乱れやすくなります。

年を重ねるほど自然と副交感神経の働きは落ちてくるのですが、中でも女性は30代から40代の間に副交感神経の数値が急降下することがわかっています。

便秘など腸の調子が整わない人はもちろん、便秘でない人も40代を迎えたら意識して自律神経を整える生活をすることが大切です。腸に効く、「自律神経を整えるコツ」は〈STEP4〉の章で詳しくご紹介しますので、ぜひ取り組みましょう。

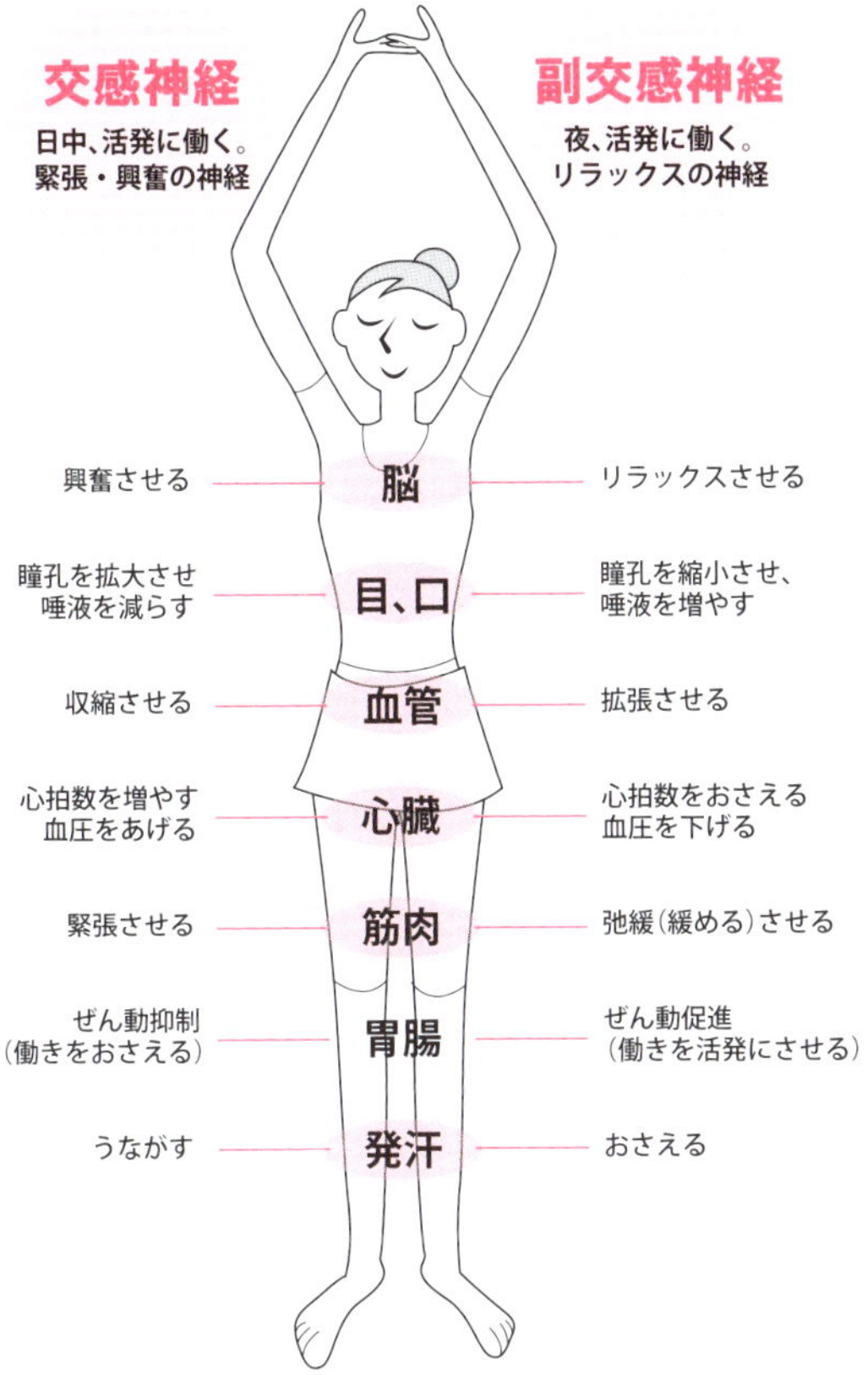

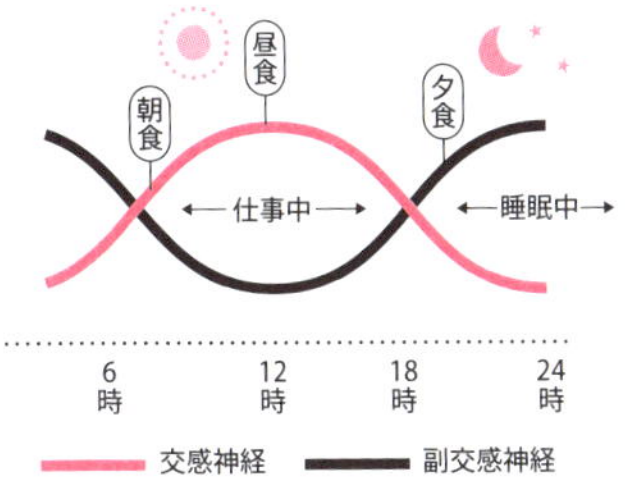

グラフは１日の動きです。昼は活動モードの交感神経が高まり、夜はリラックスモードの副交感神経が高まります。
このようにスムーズな入れ替わりが理想的で、１日を快適に過ごすことができます。

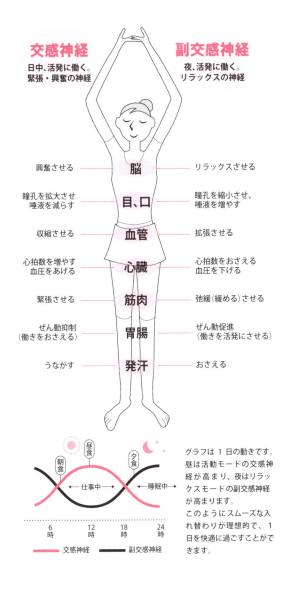

5 実は脳よりすごい、腸のチカラ

「便秘が改善して一番うれしい変化は、毎日が楽しく送れるようになったこと。イライラすることや、小さなことでウジウジ悩むことが減りました！」

長年、頑固な便秘に悩んでいた患者さんがある日、こんな話をしてくれました。

「便秘が治ったら、性格まで変わったみたい」、こうした実感を語る患者さんはとても多いんです。お通じがよくなったことでストレスが軽くなったといえますが、医学的に見ても深い理由があります。

実は、腸は幸せをコントロールできる臓器なのです！

というのも、人間の感情や気持ちなどを決定する神経伝達物質の多くは、腸でつくられているからです。幸せホルモンと呼ばれる「セロトニン」もそのひとつ。幸せや愛情を感じるホルモンで、心身の安定にも深く関係しています。

セロトニンは食物に含まれるトリプトファンというタンパク質から合成されているのですが、その役目を担っているのが腸内細菌です。どんなにたくさんの食物をとっても腸内細菌がしっかり働かなくては、セロトニンができませんし、脳に送ることもできなくなります。

セロトニン不足はストレス障害やうつ症状などを招く原因になります。しかもセロトニンの生成量が減ると、睡眠をうながすホルモン「メラトニン」の量も減るため、うつ症状には不眠症をともないやすくなります。

良好な腸内環境を保てるようになると、セロトニンやメラトニンの生成もスムーズになって、気持ちも明るく安定する――という好循環が生まれます。

さらに、腸にはもうひとつ特筆すべき特徴があります。それは脳からの指令なしで働く臓器であるということ。たとえば、腐ったものなど体に害があるものを食べて、嘔吐《おうと》や下痢の症状が出るのは、腸が体を守る判断をしているからです。

腸には脳に次いで多くの神経細胞が存在し、腸単独の判断で動いていることから、最近では「第2の脳」と称されています。しかし、私は「脳が第2の腸である」とすべきだと考えています。その理由は生物の進化の過程に見ることができます。

腸は脳ができ上がるはるか昔から存在していました。ミミズのように全身が腸のような生物が存在しているように、生命にとっては脳よりも腸のほうが根源的なものです。ほとんどの動物は「脳」ではなく、「腸」から形成され、心臓や脳などさまざまな臓器が形成されていきます。

しかも、情報の伝達や処理に関わる神経系の細胞が最初に誕生したのは、脳ではなく腸だったということが明らかになっています。

さらに、腸は脳と密接に関わっていて、自律神経やホルモン、神経伝達物質などの働きを通して影響し合っていることがわかっています。ですから、脳にとっていいことは腸にとってもいいことで、腸にとっていいことは脳にも好影響をもたらします。

腸はストレスの影響を受けやすい臓器といわれていますが、脳が受けたストレスは脊髄と自律神経を通じて、腸の神経細胞にも伝達されます。一方、腸の調子が悪いと不安や不快感、痛みのストレスが脳に伝わり、負のスパイラルになりがちです。

逆にストレスを軽減できれば腸の調子が整い、腸の調子がよければ脳のストレス軽減にもなります。腸の働きがよいとセロトニンの生成も盛んになります。ですから「便秘改善によって気持ちが明るくなった」、「イライラしなくなった」というのも、うなずけますね。

6 現代人に増えている腸のトラブルは？

私たちの心身の健康に深く関わっている腸ですが、ストレスや食生活の乱れなどでダメージを受けやすいことは、これまでに説明しました。

とくにストレス社会といわれる現代は、腸にとって過酷な環境にあるといってもいいでしょう。

最近、働く人を中心に増えている腸トラブルに「過敏性腸症候群」（ＩＢＳ）があります。主にストレスや不安感によって引き起こされる便秘や下痢、腹痛などの症状で、下痢型、便秘型、下痢と便秘を繰り返す混合型に分類されます。

男性に多いのが下痢型で、通勤電車の中で急に腹痛になって途中下車してトイレに駆け込まなくてはいけなかったり、大事なプレゼン前にお腹が痛くなったり……。

一方、女性では便秘型が多く、排便がなくお腹が張って苦しい状態や、突然の腹痛に悩む人が少なくありません。

これは「またお腹が痛くなるのではないか」という不安感がさらに症状を悪化させるという悪循環を招きやすく、命に関わるほどではありませんが、生活の質をいちじるしく低下させてしまう厄介な病気といえます。

そのほか、「リーキーガット症候群」も現代人に増えている腸トラブルです。名前を初めて聞く人も多いかもしれませんね。**「リーキー」は英語で漏れている状態、「ガット」は腸のこと。つまり、「漏れている状態の腸」を意味し、食物アレルギーをはじめとしたさまざまな症状の原因のひとつとして注目されています。**

通常、食べた物の栄養素は小さな分子にまで細かく分解され、腸から体内に吸収されます。一方、未消化のものやウイルスなどの病原菌といった異物は体内に入らないよう、腸のバリア機能によって防いでいます。

しかし、過食や偏食、食品添加物、不規則な生活、精神的なストレスなどによって、腸内細菌のバランスがくずれたり、バリア機能が弱まったりすることから、腸漏れ状態になってしまうのです。

ほとんどの食べ物にはタンパク質が含まれていますが、リーキーガット症候群になると、未消化のタンパク質が腸から漏れ出して体内に侵入し、これがアレルギー反応を起こす原因に。大人でも食物アレルギーの人が増えているのは、こうした事情が関係しているといわれています。

また、リーキーガット症候群になると、免疫が働く前にウイルスや細菌などの病原菌が腸管を通過してしまう危険性があります。

では、こうした腸トラブルを防ぐために、何から始めればよいのか。私は、「とにかく腸内環境をよくすることから始めましょう」と強くお伝えしています。そして次に、良好な腸内環境を維持できるように、腸に合わせた生活習慣に切り替えていくことが大切になります。

ちなみに過敏性腸症候群でいえば、ストレスケアをするのはもちろんですが、腸からのアプローチも欠かせません。むしろ腸から改善していくほうが近道なのではないかと思っています。腸内環境がよくなればセロトニンの生成が増えて、ストレスに強くなりますし、気持ちも前向きに変わって、脳と腸の間に好循環が生まれます。

その上、腸内環境を良好にする食生活を身につけるなど、腸に合わせた生活にシフトができれば、リーキーガット症候群の予防にもなります。

私は今まで腸トラブルを抱えた患者さんを多く診てきました。そして、不調を改善し、生き方が変わった例もたくさん見てきました。腸は正直ですから、腸が喜ぶことを積み重ねていくと、必ず結果が返ってきます。

ぜひ、腸を最優先に考えた「腸活」で心と体の調和を図り、理想の生き方を手に入れましょう！

〈コラム〉① あなたの便秘のタイプは？

便秘は腸内環境を悪化させる原因のひとつ。腸の働きが低下するので栄養の消化吸収がうまくいかず、血液の質が低下します。その結果、新陳代謝が落ちて太りやすくなるほか、疲労蓄積や肌荒れ、むくみなどの不調に……。こんな状態ではますます気分が落ち込み、ユウウツですよね。この悪循環を断ち切るためにも、便秘は早めに解消したいもの。自分の便秘タイプを知って、ケアにつなげましょう！

それぞれの項目で当てはまるものにチェックを入れましょう

《Check 1》

□朝食抜きが多い
□便やおならが異常に臭い
□いも類を食べるとお腹が張りやすい
□野菜や発酵食品をあまり食べない
□空腹でもお腹が鳴らない
□硬い便が出ることが多い

《Check 2》

□便秘も下痢もしやすい
□入浴は湯船に浸かるより、シャワーだけのことが多い
□平均睡眠時間は６時間以下
□１日のトレイ回数は６回以下（排尿含む）
□慢性的な肩こりに悩んでいる
□失敗したことを気にしやすい

《Check 3》

□排便のときに肛門に痛みを感じることが多い
□痔である
□排便は週２回以下
□自宅以外では排便を我慢することがある
□排便してもすっきりせず、出し切っていない感じがする
□10回以上の腹筋運動ができない

診断

《Check 1》で当てはまる項目が多かった人
↓
「腸内環境が悪化！ 腸のぜん動運動不全タイプ」

発酵食品や食物繊維の摂取不足やかたよった食事など、日頃の食習慣が原因で腸内環境が悪く、腸の働きが低下しているタイプの便秘。腸に便がたまった状態が続くとさらにぜん動運動が悪くなります。まずは腸が喜ぶ食生活への改善を心がけましょう。

《Check 2》で当てはまる項目が多かった人
↓
「最大の敵はストレス！ 副交感神経低下タイプ」

ストレスの影響で副交感神経の働きが低下しているタイプ。副交感神経の働きが悪いとぜん動運動もうながされません。睡眠不足や不規則な生活も悪影響に！日頃からストレスや怒りをコントロールする工夫が大切です。夜はリラックスタイムを十分にとり、日中とのメリハリを。

《Check 3》で当てはまる項目が多かった人
↓
「排便センサーが鈍感に！ 直腸・肛門タイプ」

便が直腸まで移動しているのに排便できないタイプ。便意を我慢することが多いと、脳からの排便指令が直腸や肛門に伝わりにくくなってしまいます。なかには腹筋や肛門まわりの筋肉が低下して、便を押し出せなくなっている場合もあります。まずは朝のトレイタイムを習慣にして排便リズムを整えることと、便意を我慢しないことが大切。腹筋や肛門まわりの筋肉を刺激するストレッチも習慣にしましょう。

便秘は大きくこれら３タイプにわけられますが、それぞれが複合的になっている場合もあります。便秘改善の基本は食事、運動、自律神経を整えることの３つ。これをベースにしながら、そのときどきの状態に合わせて必要な対策をより重点的に行ないましょう。

～小林弘幸著『2 週間でヤセる法則「腸活」+「便活」で最強ダイエット』(ワニブックス PLUS 新書) より～

〈コラム〉② あなたの自律神経はどのタイプ？

腸の働きに関係している自律神経ですが、人によってそのバランスはさまざま。あなたの自律神経の状態をチェックして、腸活に役立てましょう。

【チェックのしかた】

★と☆をそれぞれ１個と計算する。
〈★と☆〉の場合も★と☆をそれぞれ１個と計算する。
–〈★と☆〉の場合は、★と☆をそれぞれ１個引きます。

Check1　睡眠について

□寝つきはよいほうだ〈★〉
□寝つきは悪いほうだ〈☆〉
□横になったらすぐ眠れる〈★と☆〉
□なかなか眠れず、途中で目が覚めてしまうことも –〈★と☆〉

Check2　仕事・家事について

□なかなかやる気が出ない〈★〉
□やる気はわりとあるほうだ〈☆〉
□「やらなければ」との思いから、結果を出そうとする〈★と☆〉
□「やらなければ」と思うが、体がついていかない –〈★と☆〉

Check3　食生活について

□どちからというと、野菜中心の食事〈★〉
□どちらかというと、お肉中心の食事〈☆〉
□食事はいつもおいしく食べられる〈★と☆〉
□あまり食欲がない。もしくはドカ食い、ムダ食いをしてしまう –〈★と☆〉

Check4　手足の冷えについて

□いつも温かくて眠くなることも〈★〉
□どちらかといえば冷えやすい〈☆〉
□冷えはあまり感じないほうで、肌の調子も悪くない〈★と☆〉
□いつも手足が冷たく、肌荒れがある –〈★と☆〉

Check5　胃の不調について

□胃痛や胃もたれはあまりない〈★〉
□胃痛、胃もたれ、胸やけがよくある〈☆〉
□食事はいつもおいしく食べられる〈★と☆〉
□食事のたびに胃がキリッと痛む –〈★と☆〉

Check6　体型と体重について

□太り気味でつい食べすぎてしまう〈★〉
□ストレスがあると太りやすい〈☆〉
□ここ数年、体重はほとんど変わらない〈★と☆〉
□ここ１～２年で５kg以上体重が増えた –〈★と☆〉

Check7　気力、疲労について

□昼間、仕事中も眠くなることがある〈★〉
□仕事はエネルギッシュにがんばれる〈☆〉
□疲れがあっても、ひと晩寝るとスッキリする〈★と☆〉
□１日中疲れが抜けなくて、何をするにもおっくう –〈★と☆〉

Check8　ストレスについて

□とくにストレスは感じないほうだが、ボーッとしていることが多い〈★〉
□１日を通して心がほぐれない〈☆〉
□仕事中は気が張っているが、帰宅すれば切り替えられる〈★と☆〉
□気持ちの切り替えが苦手で、考えるのがイヤになることもある –〈★と☆〉

Check9　何かトラブルが起きたとき

□いろいろ考えるが、なかなか考えがまとまらない〈★〉
□考えすぎて不安になる〈☆〉
□すぐに考えがまとまり、解決に向けて行動できる〈★と☆〉
□考えようとしても集中できず、やる気も起こらない –〈★と☆〉

Check10　今の自分について

□のんびり過ごせて、幸せを実感している〈★〉
□活動的で、日々刺激を受けることで充実していると感じる〈☆〉
□やる気があり、心身ともに充実している〈★と☆〉
□ばく然と不安があり、ユウウツ感が抜けない –〈★と☆〉

あなたの診断結果は？

自律神経は４つのタイプに分けることができます。

★と☆がともに８個以上

「イキイキ・理想タイプ」

交感神経も副交感神経も両方高く安定した理想タイプ。仕事や家事、勉強などで高いパフォーマンスを発揮できます。腸の働きも安定しやすいので、この状態を常にキープして毎日を過ごしましょう。

★が７個以下で、☆が８個以上

「がんばり・ストレスタイプ」

交感神経が高く、副交感神経が低いタイプ。がんばりすぎる傾向があるので、たまには休息が必要です。メリハリを心がけて。夜はリラックスできる時間をつくり、副交感神経を上げる工夫をすると、腸の働きが整いやすくなります。

★が８個以上で、☆が７個以上

「のんびり・ゆっくりタイプ」

副交感神経が高く、交感神経が低いタイプ。活動モードに入りにくく、何をするにものんびり、ゆっくりになってしまう傾向に。朝型の生活を心がけて、自律神経の切り替えをしっかりしましょう。朝の過ごし方で腸も元気になります。

★と☆がともに７個以下

「ぐったり・疲れすぎタイプ」

交感神経も副交感神経も両方低いタイプ。イライラや心配事などストレスが多く、睡眠不足になりがち。こうした生活が続くと活力が失われ、慢性的な心身不調に。腸にも悪影響です。まずは朝型の生活で自律神経を整えることから始めましょう。

〜小林弘幸著『実践版 １日たった２分！自律神経を整えれば、すべてうまくいく』（セブン＆アイ出版）より〜

第3章

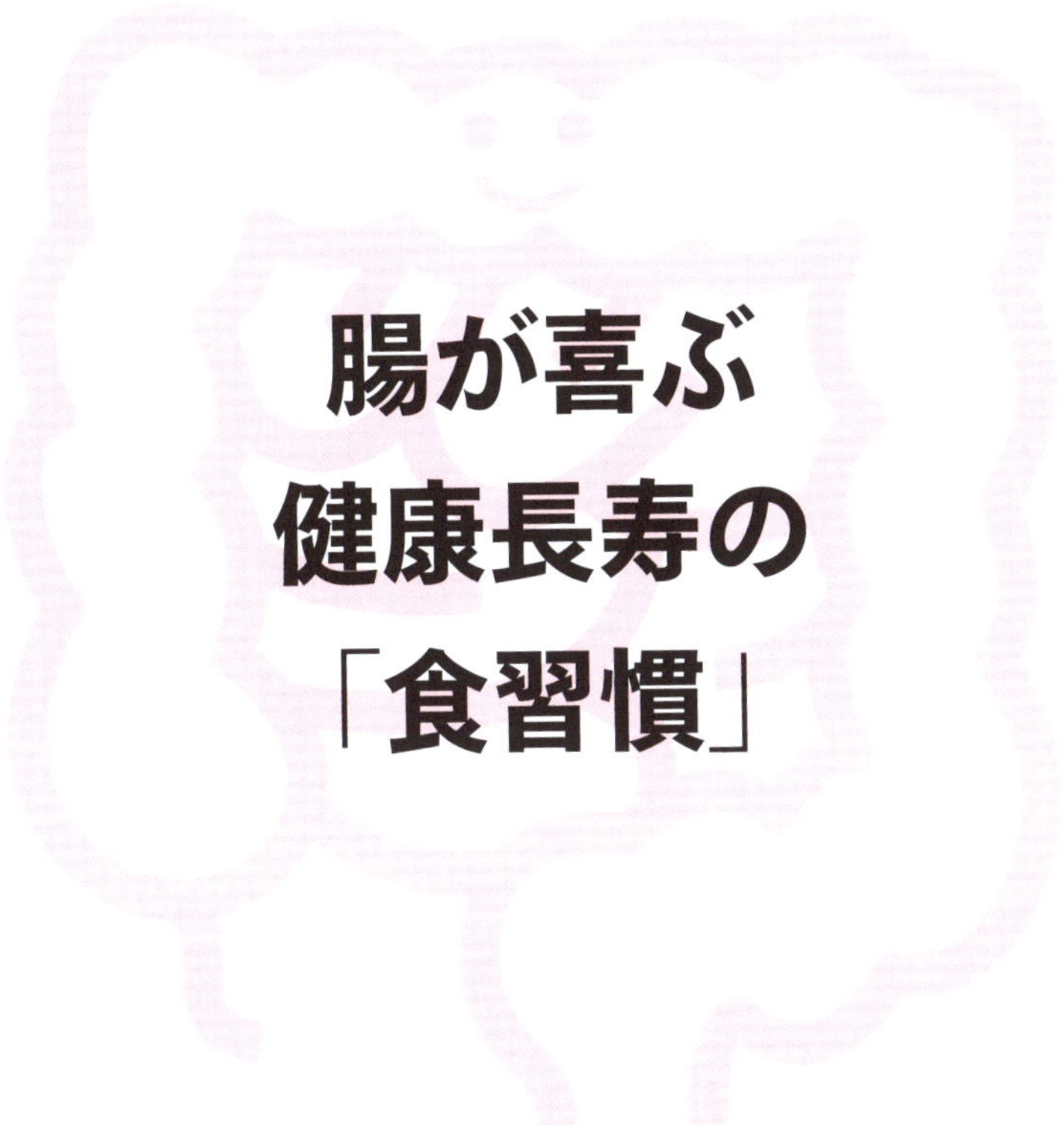

腸が喜ぶ健康長寿の「食習慣」

1 メニューに迷ったら「和食」をチョイス！

腸の働きをよくするには、まず内側からのケアとして腸内環境を整えることが大切です。つまり、「善玉菌が活性化している腸になる」ことなのですが、ポイントはふたつです！

発酵食品を毎日食べる
食物繊維が多い食材を食べる

腸に内側からダイレクトに働きかけられるのは食事以外にありません。日頃の食生活でどれだけ善玉菌が喜ぶ食材をとれるかが、腸内環境のよし悪しを決めます。

発酵食品は善玉菌を増やし、食物繊維は善玉菌のエサになるほか、腸内の大掃除をしてくれるという、腸には至れり尽くせりの食べ物なのです。

そして、このふたつをバランスよくとれるのが一汁三菜を基本とする「和食」です。とくに日本は世界で名だたる発酵王国。みそ、しょうゆ、みりん、酒、酢といった調味料をはじめ、ぬか漬けや納豆など、古くからさまざまな発酵食品が食卓に取り入れられてきました。しかも、ぬか漬けやみそ汁、酢の物など発酵調味料を使って野菜や海藻類などの副菜を増やせば、食物繊維も豊富にとれますね。

まず発酵食品がなぜ腸に効くのか、詳しく見ていきましょう（食物繊維については別のページでご説明します）。

発酵食品とは麹菌、納豆菌、酵母、酢酸菌、乳酸菌など微生物の力を借りて、食材のうま味を引き出したり、栄養価をアップさせたりしたもの。乳酸菌などの善玉菌が豊富に含まれるため、毎日食べることで腸内の善玉菌が活性化し、悪玉菌を減らしたりするのにも役立ちます。しかもすでに発酵によって食材の分解が進んでいるので、ほかの食材よりも栄養の消化吸収が効率よくできます。

こうして腸内の善玉菌が優勢になっていくと日和見菌が一気に加勢。その結果、腸内環境がよくなり、消化や吸収もスムーズに。便秘解消はもちろん、新陳代謝が高まってダイエットや美肌、美髪にも効果的。免疫力もアップするため、おいしさだけでなく健康やエイジングケアにも有効な、まさにスーパーフードなのです！

「先生、和食って作るのが大変なんですよね。もっと簡単な方法ないですか」といった質問をいただくことがありますが、何もすべてを和食にする必要はありません。

朝のおかずに納豆をプラスするだけでもＯＫ！納豆ならコンビニで買ってストックしておけますので手軽ですよね。

外食でメニューに困ったら、とりあえず「和食」を選ぶのもアリ。定食にすれば1回の食事で発酵食品を多めにとれます。また夜、自宅でお酒を飲むときなど、ぬか漬けやチーズ、キムチ、塩辛などをおつまみにするのもよいでしょう。

ほかにも、意外と知られていないのですが、サラミ、アンチョビ、かつおぶし、メンマ、ピクルスなども発酵食品です。

食事からとる善玉菌は生命力が弱く、便で排出されてしまうため、毎日継続して食べることが大切です。コツコツと日頃の積み重ねが元気な腸の第一歩。無理して多めに食べる必要はありません。賢く食材を選び、習慣にしていきましょう。

食事の回数については１日３食が基本ですが、ダイエットに挑戦したことがある人は、食事の量や回数を減らしたり、特定の食材を抜いたり、食べたり……といった経験も多いと思います。しかし、極端な食事制限は腸の健康を害し、ダイエットにも逆効果なので注意しましょう。

たしかに食べなければやせられますが、腸の働きを低下させてしまう原因になります。かたよった食事で腸内環境が悪くなるとぜん動運動が停滞してしまいます。食事を抜かず、ときにはコンビニ商品を活用してもよいでしょう。いろいろな食材をバランスよく食べながら、腸に効く食材を多めにとることを心がけましょう。

2 毎日、ヨーグルトを200g食べる

ヨーグルトといえば発酵食品の代表格。みなさんは毎日、ヨーグルトを食べていますか？　腸内環境を整えるのに有効な食品ですが、ただ食べるだけではもったいない！　食べるタイミングや食べ方のポイントを押さえると、さらに効果が上がります。

主に次のことを心がけましょう。

自分に合うヨーグルトを見つける
1日に食べる目安は200g
野菜や果物と組み合わせる

【自分に合うヨーグルトを見つける】

整腸や便秘改善のほかにも、O－157やピロリ菌などの感染予防、アレルギー症状を改善するなど、さまざまな機能が付加されたヨーグルトが店頭には多く並んでい

ます。どれを選んでよいか迷ってしまいそうですね。

市販のヨーグルトは大きく乳酸菌系とビフィズス菌系のふたつに分かれます。ビフィズス菌も乳酸菌の一種ですが、このふたつの大きな違いは、乳酸菌が主に小腸で働くのに対し、ビフィズス菌は大腸で働く点です。

ヨーグルトのブランドによって菌が違い、効果も違います。まずは同じヨーグルトを1週間から2週間、毎日食べてみてください。便のイヤな臭いがなくなってきた、バナナ状の便が出るようになった、よく眠れるようになった、肌荒れが改善してきたなどの体調面の変化が見られれば、自分に合うヨーグルトといえます。もちろん継続して食べることが大切ですから、味や食感が好みのものを選んでもよいでしょう。

実際に食べ始めて2週間くらいすると、「便やおならが臭くなくなってきた」という声が多く聞かれます。さらには「口臭や体臭も気にならなくなった」という人も。

これは腸内環境が整ってきた証拠です。

便の臭いの原因はアンモニアや硫化水素などの物質で、これらは悪玉菌によって作られます。ですから、腸内が悪玉菌優勢から善玉菌優勢になることで、自然と改善されていきます。

【1日に食べる目安は200g】

自分に合うヨーグルトを選んだら、毎日200g食べるのを目標にしましょう。ムリなく、1日200gを目安に食べることで、腸内環境が整ってきます。さらにうれしいことに、排便回数や排便量だけでなく、肥満予防や肌荒れ改善など、ダイエットや美肌効果がアップすることも明らかになっています。ぜひトライしましょう。

ヨーグルトを食べるのは食後がおすすめ。元気な乳酸菌をたくさんとるためにも、購入後はできるだけ早めに食べるようにしてください。

【野菜や果物と組み合わせる】

ヨーグルトだけで食べるよりは、野菜や果物など食物繊維が豊富な食材を組み合わせると、より効果的です。

ドライフルーツをトッピングしたり、フレッシュジュースにプラスしたりして、さまざまな食べ方を楽しみましょう。

腸に効くヨーグルトレシピ

大根おろしヨーグルト

ヨーグルト200g、大根おろし、はちみつ各大さじ2。整腸作用のある乳酸菌に、便を軟らかくする大根の水溶性食物繊維、善玉菌のエサになるはちみつのオリゴ糖を組みわせた最強ヨーグルト。腸の働きを高め、便秘や下痢の改善にも効果大！

ホットヨーグルト

耐熱容器にヨーグルトを入れて600Wの電子レンジで1分半加熱するだけ。加熱すると酸味がやわらぎ、食べやすくなります。体が温まって副交感神経の働きがアップするので、夜におすすめです。

3 便秘解消の救世主！ いま、話題の太らない糖質とは

「太るから主食は食べない！」と思っている人はいませんか？ ここ5～6年ほどですっかり定着した感のある糖質制限ダイエット。白米やパンに含まれる糖質は体内で消化されてブドウ糖に変わり、肥満ホルモンといわれるインスリンの分泌をうながすことから、糖質をとり過ぎると中性脂肪が増加するとし、ダイエットでは主食（炭水化物）を避ける人が多いようです。

そんな中、最近、この糖質に注目が集まっています。それが「レジスタントスターチ」です。一体どのような成分なのでしょうか。

レジスタントスターチとは、消化されない（レジスタント）でんぷん（スターチ）という意味。でんぷんなのに消化されず大腸まで届き、食物繊維と同じような働きをする糖質のことで、「難消化性でんぷん」とも呼ばれます。

期待できる主な効果は次の４つです。

- 便秘解消
- 血糖値の上昇抑制
- 美肌などのアンチエイジング効果
- 肥満防止

レジスタントスターチが多く含まれているのは、米や大麦などの穀類、小豆や大豆、いんげん豆などの豆類、サツマイモなどのイモ類。まさにダイエットで避けられがちなものばかりです。

たとえば、１００gの蒸したサツマイモの場合、含まれる食物繊維は3・8g、糖質は30gで、この糖質の約10％がジレスタントスターチになります。

サツマイモを食べると腸で糖質などの栄養分が吸収されていきますが、消化されなかった食物繊維とレジスタントスターチはそのまま大腸へ送られ、食べカスなどをからめ取りながら便となります。

このレジスタントスターチの最大の特徴は、水溶性と不溶性、両方の食物繊維の機能を兼ね備えているという点。その分、腸内環境を整えて便秘解消に大いに力を発揮してくれます。

ちなみに、ネズミを使った実験では、食物繊維を与えたネズミよりレジスタントスターチを与えたネズミの便のほうが、大きくて量が多かったという結果もあります。この実験からもその働きの大きさを知ることができます。

便秘がなくなれば、栄養の消化吸収がよくなり、質のよい血液が体中を巡るので、肌や髪がイキイキし、むくみや疲れ、肩こりなどの改善など、さらなるメリットが得られます。

また、ほかの食べ物に比べて血糖の上昇をおさえる働きもあります。血糖値の上昇がゆるやかだと、インスリンの分泌もゆるやかになって、脂肪がつきにくくなります。

しかも、最近の研究では、脂肪をため込むのを抑制する「短鎖脂肪酸」をつくり出すのにも関わっていることが明らかになってきました。

レジスタントスターチは短鎖脂肪酸をつくり出す腸内細菌（やせ菌）のエサになるため、たくさんとることでやせ菌が増えれば、太りにくい体質になることも夢ではありません。

食品100gあたりのレジスタントスターチの量

○白米（調理済）	0.1g
○食パン	1.2g
○ライ麦パン	3.2g
○パスタ（調理済）	1.1g
○とうもろこし（調理済）	0.3g
○じゃがいも（調理済）	1.3g
○いんげん豆（調理済）	2.2g

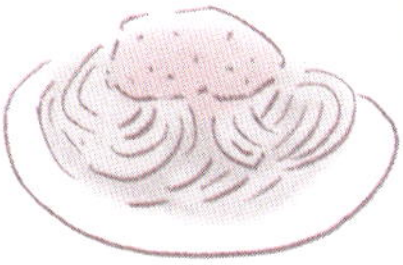

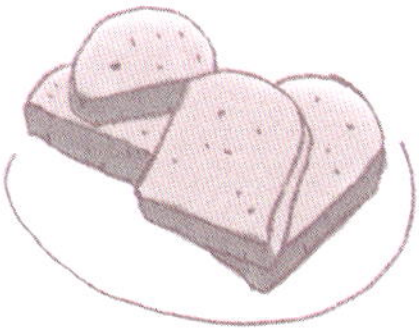

腸内環境を整えて便秘解消に役立つ、脂肪の増加をおさえて太らないなど、うれしい効果が期待できるレジスタントスターチ。食物繊維の摂取量が減少している日本人にとって、食物繊維不足を解消する切り札としても大きな期待がかかっています。

では、効率よくとるにはどうしたらよいのでしょうか。

たとえば、大麦はそのままでは食べにくいので、白米に混ぜて炊くとよいでしょう。市販の大麦入り雑穀米もおすすめです。

食べるタイミングもポイントになります。

レジスタントスターチは加熱すると大幅に減り、冷めると再び増えるため、調理したてのものより、冷えたもののほうがよいのです。冷えることででんぷんの分子が結合して固まるというのがその理由です。

ある程度、時間をおいてゆっくり冷やしてから食べるのがコツ。たとえば白米だったら、炊きたてより少し冷めたおにぎりやお弁当、寿司がよいでしょう。

4 主食は「白いもの」より「黒いもの」を

先ほど、腸内細菌の善玉菌を増やすために、発酵食品を積極的に食べるとよいとお話ししました。善玉菌をとり入れたら、こんどは育てることが大切です。

そこで欠かせないのが善玉菌のエサとなる「食物繊維」です。主にいも類、野菜、果物、きのこ類、海藻類、豆類、穀類などに多く含まれています。

善玉菌を活性化して腸内環境を整えるのをサポートするのはもちろんのこと、宿便や老廃物を体の外に押しやって腸内をきれいに掃除してくれるので、便秘解消に効果的。腸の働きがスムーズになるので健康的にやせられますし、むくみもすっきり。みるみる〝ため込まない体〟に変わっていきます。

おまけに血糖値や血中コレステロールの上昇をおさえる働きもあるので、あらゆる生活習慣病の予防に役立ちます。いいことずくめですね。

しかし、厚生労働省の国民健康・栄養調査（2017年）によると、残念なことに18歳～69歳までのいずれの年代も1日の食物繊維摂取基準「男性20g以上、女性18g以上」をクリアできていない状況です。

食物繊維は穀類などに多く、肉や魚には少ないため、食の欧米化により、現代の肉・魚中心の食生活では不足しがちに。昔にくらべ米飯を食べる機会が減ったことも影響していると考えられます。

食物繊維は意識してとるかどうかで、劇的に摂取量が変わります。いつもの食事にサラダや煮物などの副菜を1品プラスする、みそ汁の具材を増やす、鍋料理やスープは野菜の種類を多くするなど工夫しましょう。

とはいえ、食物繊維をとるために、野菜や果物などをたくさん食べるのも大変ですよね。そんなときは食材の〝置き換え〟がおすすめです。私も日頃から実践していますが、忙しい日でも手軽に効率よく食物繊維がとれるので、負担なく続けられます。

たとえば、主食は「白いもの」より「黒いもの」を選ぶ。玄米は白米の6倍もの食物繊維を含んでいるので、1食1杯、1日3回（計3杯）食べれば、1日に必要な食物繊維量の半分をとったことになります。

これで摂取量のハードルが一気に下がります。あまり意識せずに食べている「主食」ですが、選び方によってこれだけの差が出るのです。

ごはん以外でも、小麦粉の白いパンより全粒粉やライ麦の茶色いパンのほうが、食物繊維が豊富です。また、ブレイクタイムなどにコーヒーや紅茶を飲む人は多いかもしれませんが、せっかく飲み物をとるなら食物繊維が多いココアもよいですね。

さらに、果物や野菜がかさばって食べにくいという人は、ミキサーでフレッシュジュースに。私がおすすめする果物のベスト3は、リンゴ、キウイフルーツ、バナナです。

フレッシュジュースは、この3つの果物やヨーグルトをベースにして、お好みの果物や野菜を組み合わせるとよいでしょう。果物に野菜を組み合わせることでミネラルやビタミンなどの必要な栄養もバランスよくとることができます。

また、さまざまな食材を組み合わせれば味のバリエーションが増えて、飽きがきません。

忙しくて作る時間がないときは、コンビニの野菜スムージーを飲むのもよいですね。

腸に効く果物ベスト3

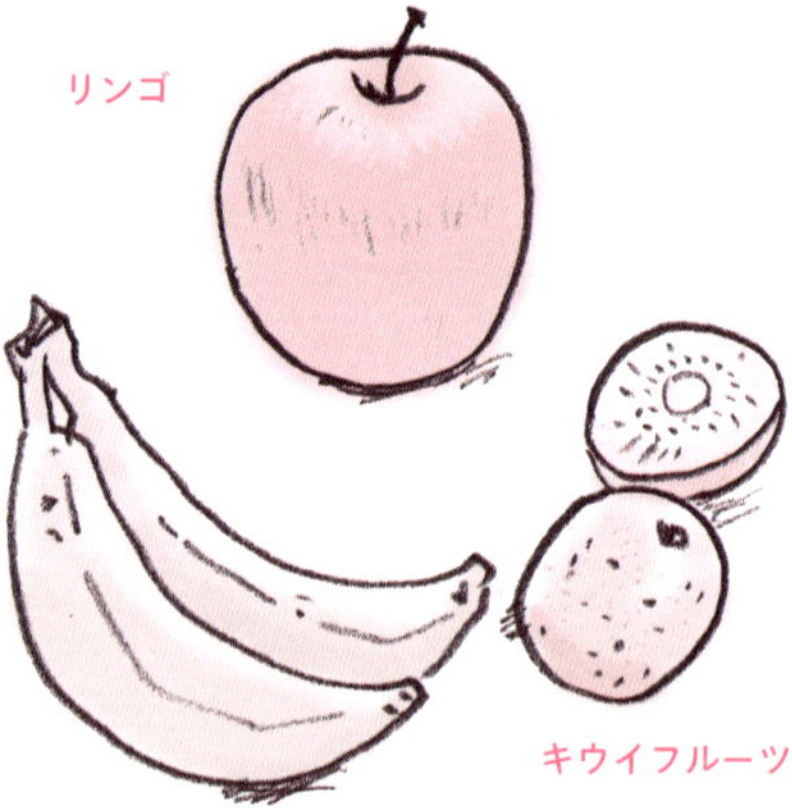

リンゴやキウイフルーツに含まれる「ペクチン」は乳酸菌などの善玉菌を増やして悪玉菌を減らします。ペクチンは皮に多く含まれるので、リンゴはしっかり洗って、できるだけ皮つきのままミキサーにかけましょう。バナナには食物繊維のほか、腸内環境を整えるのをサポートするオリゴ糖も豊富。

5 お腹が張るときは「ネバネバ食材」！

食物繊維は腸内環境を整えるのに欠かせないものですが、「積極的に食物繊維をとっているにもかかわらず、なかなか便が出ない。食べれば食べるほどお腹が張ってしまう」という患者さんの訴えをよく聞くことがあります。

そんなとき、腸に効くのはズバリ「ネバネバ食材」。納豆、オクラ、モロヘイヤ、なめこ、めかぶ、山いもなどがあげられます。

お腹が張ってしまうのは、食物繊維の中でも「不溶性」の食物繊維を多くとっていることが原因と考えられます。

私は「水溶性の食物繊維が豊富に含まれるもの、とくにネバネバした食材を多めにとってください」とアドバスしています。

「なぜ、ネバネバ？」と思った人もいるかもしれませんね。もう少し食物繊維について詳しく説明しましょう。

「食物繊維」とひと口にいっても、水に溶けない不溶性と水に溶ける水溶性との2種類に大きく分けられます。

不溶性の食物繊維は水分を吸って大きくふくらみ、便のカサを増すことで腸のぜん動運動をうながしてくれ、水溶性の食物繊維は水を含むとゲル状になり、便の水分を増やして軟らかくする働きがあります。

食物繊維が含まれる食材には、不溶性、水溶性の両方が含まれていますが、大半が不溶性の割合が多いので、水溶性は不足しがちになります。

とくに便秘の人の場合、便が腸に長くとどこおっていることで、必要以上に水分が吸収され硬くなっています。ぜん動運動が起きても便が出にくく、便がたまって腸がふくらんでしまうのです。便秘改善にはげんでいても、これでは逆効果ですよね。

便秘をはじめ、お腹が張る、ガスばかりで便が出ないという人は、不溶性より水溶性の食物繊維をたっぷりとって、便を軟らかくすることが先決です。

もちろん、便秘でなくても不溶性と水溶性をバランスよく摂取することは腸の働きをサポートする上で大切。さらにネバネバ成分は消化吸収や胃の粘膜保護にも役立ちます。

たとえば、オクラ、山いも、納豆はマグロにかけてドンブリにすると簡単にいただけます。海藻類やきのこ類は、サラダや酢の物、みそ汁の具材などにピッタリです。

ちなみに、オクラは生より茹でたほうがネバネバ成分の吸収がアップします。なめこは洗わずにそのまま使うのがポイントです。

水溶性食物繊維が多く含まれる食材

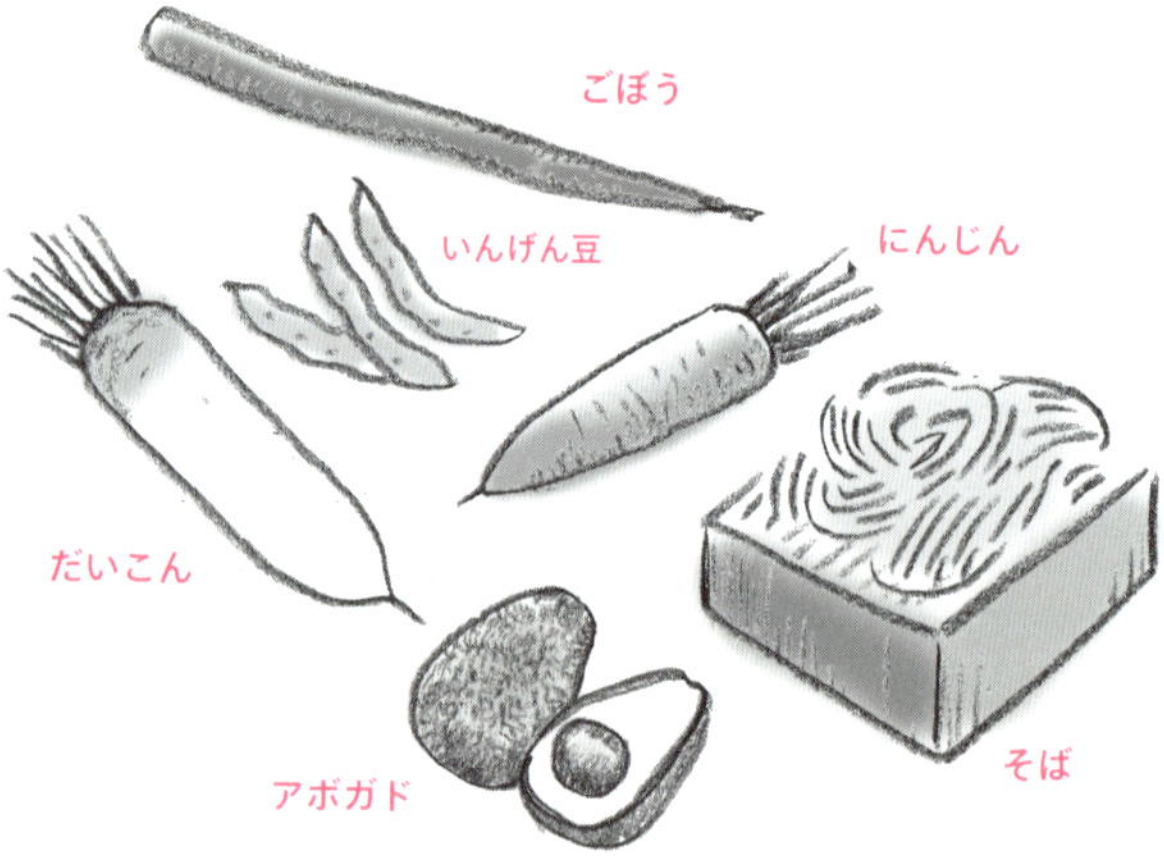

いんげん豆…　豆類の中では水溶性の含有量が抜群。スープや煮豆、みそ汁の具材などさまざまな料理に活用できる。不溶性も多い。

ごぼう………　不溶性、水溶性ともに豊富。善玉菌のエサとなるオリゴ糖も多い万能食材。

にんじん……　野菜の中では比較的水溶性が多い。栄養を丸ごととれるフレッシュジュースが◎。

そば…………　主食の中では水溶性の含有量が多め。乾麺（かんめん）でも生麺でも量は変わらない。

だいこん……　水溶性と不溶性食物繊維のバランスがよい。煮る、蒸す、おろすなどいろいろな食べ方を楽しめる。

アボガド……　水溶性と不溶性食物繊維のバランスが理想的。不飽和脂肪酸も多く、便をスムーズに排出するときの潤滑油の役割も。

6 大さじ1杯！ 亜麻仁油《アマニオイル》でスルッと快適なお通じに

便秘をする人の中には、便が直腸まで届いていても、硬くてなかなか排便できないことが少なくありません。せっかく便がつくられているのに、排出できないというのはつらいものです。便が詰まると腸内で水分が吸収され、さらに硬くなってどんどん出にくい状態になり、腸内環境も悪くなってしまいます。

そこで私がおすすめしているのが、大さじ1杯の亜麻仁油を飲むことです。油というと体に悪そうなイメージですが、便秘解消にも適度な油は欠かせません。腸内で油分が潤滑油の働きをしてくれるのです。硬くなってしまった便は水を含みにくいため、水分摂取に頼るより油のチカラを借りるほうが効果大。便が詰まっていると感じる人は、ぜひ試してみましょう。

亜麻仁油に含まれる成分の一種「オレイン酸」は胃や小腸で吸収されず、大腸まで届くため、大腸の腸壁を刺激してぜん動運動をうながしてくれます。また、油分が便を柔かくしたり、コーティングしたりして、スルッとで出やすい状態にしてくれるので、排便時の痛みも改善できますよ。飲むタイミングは、朝食前がよいでしょう。空腹時のほうが、より大腸まで届きやすくなります。

さて、油のとり方ですが、そのまま飲むことに抵抗がある人もいるかもしれませんね。そんな人はサラダのドレッシングにする、ヨーグルトに混ぜる、パンにつけるなど、朝食のメニューと組み合わせるとよいでしょう。亜麻仁油は加熱すると酸化しやすい性質があるので、そのままの状態で活用するのがポイントです。また亜麻仁油以外でしたら、オリーブオイル（大さじ2杯）でもＯＫ！

ただ、油ならなんでもいいというわけではありません。積極的にとりたい油と、そうでない油があります。避けるべき油は「トランス脂肪酸」と呼ばれるもので、その代表格にマーガリンやショートニングがあります。

亜麻仁油の主な成分

■オレイン酸

循環器系の病気のリスクをおさえる。酸化しにくく、体内では固形化しにくい。

■α-リノレン酸

体に必ず必要な必須脂肪酸のひとつ。血中の中性脂肪を下げる、血栓ができるのを防ぐ、高血圧を予防するといった作用のほか、アレルギー症状の緩和に効果があるとされる。

■リグナン

ポリフェノールの一種で強力な抗酸化作用をもち、老化をうながす体内の活性酸素を除去。また女性ホルモン的な働きがあり、乳がん予防や更年期症状の緩和が期待できる。

■リノール酸

α-リノレン酸と同じく必須脂肪酸のひとつ。血清コレステロール値を低下させるといわれている。

一方、ぜひとりたいのが「オメガ3脂肪酸」と「オメガ9脂肪酸」です。オメガ3脂肪酸は青魚などに多く含まれる成分で、亜麻仁油もオメガ3脂肪酸です。血中の悪玉コレステロールを減らし、善玉コレステロールを増やす働きなどがあるので、動脈硬化の予防に役立ちます。

オメガ3脂肪酸は体内ではつくれないため、食品からとる必要があるのですが、日本人の摂取量は不足しているといわれています。こうしたことからも、亜麻仁油はおすすめなのです。

そして、オメガ9脂肪酸の代表的な成分はオレイン酸。ナッツなどの食物から摂取できるほか、体内でも合成できる脂肪酸です。ちなみに、オリーブオイルに含まれるのがオメガ9脂肪酸になります。

7 間食に最強のおやつは、ドライフルーツ

便秘外来に来る患者さんによく聞かれるのが、「ケーキやチョコレートが大好きです。つい間食が増えてしまいますが、腸には悪いのでしょうか？」という質問です。たしかに洋菓子に多く含まれる砂糖や油脂はとり過ぎると悪玉菌を増やしてしまい、腸内環境を悪くする原因にもなりかねません。できるだけ控えたほうがよいのですが、まったく甘いものを食べないというのもストレスがたまりますよね。

そこで、私がアドバイスしているのが「間食するなら、ドライフルーツを食べましょう」ということ。ドライフルーツは乾燥させたことにより甘みが凝縮されているので、甘い食べ物がやめられない人も満足感を得られやすいのがよいところです。

さらに食物繊維をたっぷり含む食べ物の代表格でもあり、便を柔らかくする「水溶性」と腸のぜん動運動をうながす「不溶性」の両方の食物繊維を含んでいるため、便秘解消にも力を発揮します。

腸に効くおすすめのドライフルーツ

アンズ…………水溶性食物繊維を多く含む。抗酸化力が強いβカロテンの含有量が多く、老化の原因となりうる活性酸素を除去する作用や美肌効果が期待できる。

プルーン………アンズに次いで水溶性食物繊維が多い。カロリー低めなのも◎。

レーズン………手軽に食べられるドライフルーツの代表。貧血予防などが期待できる鉄分や、むくみ解消に役立つカリウムやカルシウムなどのミネラルも豊富。

干し柿…………１個でほぼ１日の食物繊維不足分を補える。

ブルーベリー…ドライフルーツ中、食物繊維量はトップ。目にいいアントシアニンを含む。

イチジク………カリウム、カルシウム、鉄、モリブデンなどのミネラル類を多く含む。

マンゴー………ドライフルーツの定番。ビタミンA、ビタミンEなどが豊富。ヨーグルトとの相性も抜群。

ナツメ…………赤血球の合成にかかわる葉酸の含有量が突出して多い。

ほかにもビタミンやミネラル、鉄分など健康に欠かせない様々な栄養素が豊富な点も見逃せません。

最近は、フリーズドライなどの技術により、多くの種類が店頭に並んでいます。ご自分の好きなドライフルーツを常備しておくとよいでしょう。

ドライフルーツは皮をむく必要もなく、いつでもどこでも食べられる手軽さも魅力です。ただし、カロリーが高めなので、砂糖や油を使ったものは避け、食べ過ぎにも注意しましょう。小腹が空いたときにちょこちょこつまむのがおすすめ。そのままヨーグルトに入れてもＯＫです。

〈コラム〉 1分 腸活〈朝〉〈昼〉〈夜〉の過ごし方

〈朝〉の過ごし方

■決まった時間に起きる
■目が覚めたら朝日を浴びる
■コップ1杯の水を飲む
■決まった時間にトイレに行く
■ゆっくり歯を磨く
■朝食は必ず食べる

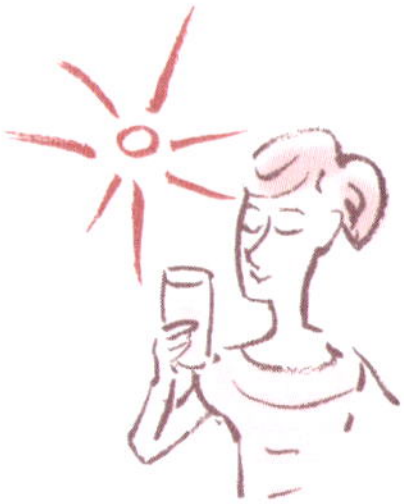

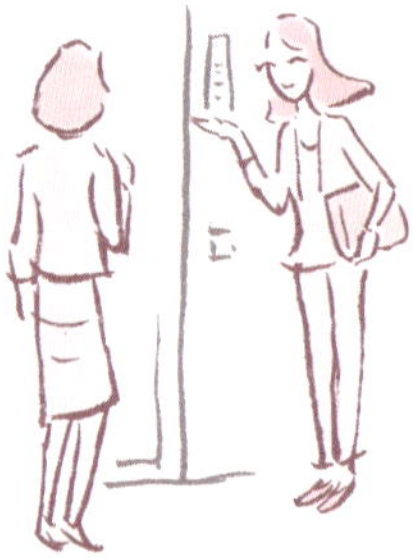

〈昼〉の過ごし方

■ランチの前にコップ1杯の水を飲む
■できるだけ発酵食品や食物繊維をとる
■椅子に座ってできるストレッチを行なう
■気分転換に深呼吸を行なう
■「お先にどうぞ」を心がける
■とにかくニッコリ笑う

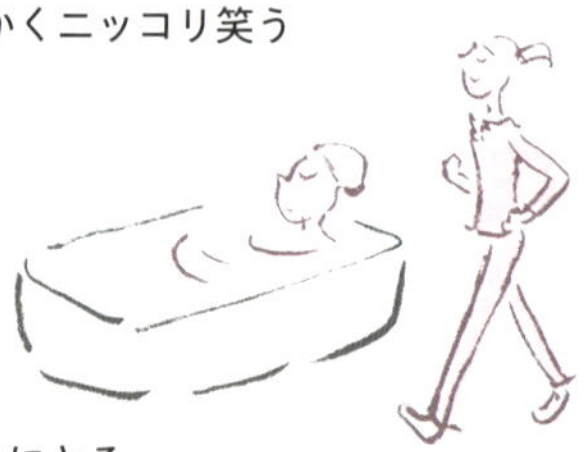

〈夜〉の過ごし方

■夕食は翌朝お腹がすくぐらい軽めにとる
■お酒を飲むときは同量の水を飲む
■夕食後30分ぐらいウォーキングなどの軽い運動を行なう
■シャワーではなくぬるめのお風呂に15分ほど入る
■3行日記をつけ、寝る1時間前は静かに過ごす
■腸の動きが活発になる午前0時までには寝る

第４章

健康長寿のための「腸をいたわる」習慣

1 食事はゆっくり、「腹7分目〜8分目」がベスト！

仕事などが忙しいときや時間がないとき、ついついあわてて食事を済ませてしまことはありませんか？ ひとりで食べる「孤食」も早食いになりがちですよね。

しかし、昔から「ゆっくり、よく噛んで食べなさい」といわれているように、あわてて食事をとることは体によくありません。腸にとってはなおさらです。

なぜなら、あわてて食べると自律神経のバランスが乱れるほか、食べ過ぎてしまい、消化・吸収がスムーズにいかなくなってしまうからです。**ひと口20回はゆっくり噛みたいものです。**

消化・吸収がうまくいかないと必要な栄養が細胞に届かず、脂肪にため込まれてしまうので、太る原因にもなります。さらに自律神経の乱れによって腸の働きが悪くなり、腸内環境の悪化や便秘につながるという悪循環を招いてしまいます。

食事中は交感神経が活発に働き、食後は消化のために副交感神経が活発に働きます。ゆっくり、よく噛んで食べると交感神経と副交感神経のバランスや切り替えがうまくいきます。食べすぎ防止にもなります。

さらに次のような効果もあります。

- 食材を細かく噛み砕くことで消化を助け、胃腸の負担を軽くする。
- あごをしっかり動かすとその刺激によって脳が活性化し、物忘れ防止に役立つ。
- よく噛むことで心身を安定させるホルモン「セロトニン」の分泌が盛んになる。
- よく噛むと顔の筋肉が鍛えられ、顔が引き締まる。

腸の健康のためには、自律神経を乱さない食事のとり方が大切になります。極端なダイエットや特定の食材だけに頼る食事法、不規則な食事、早食い、暴飲暴食は大敵です。腸をケアする上ではバランスよい食事を心がけ、「腹7分目～8分目」を目安にするとよいでしょう。

また1日3食が基本ですが、たとえば、夕食が遅くなるときは消化の負担が少ないスープや柔らかく煮込んだメニューを選ぶなど、腸をいたわる工夫が大切です。中でも温かい食べ物は副交感神経の働きを高め、消化・吸収をスムーズにしてくれます。

ときには家族や友人などと食卓を囲み、楽しい時間を過ごすのも、腸が喜ぶことです。日頃忙しい人も、定期的にこうした食事の時間をつくってほしいと思います。食は命をはぐくむものであると同時に、人生そのものを豊かにするものですから！

2 1日1・5リットルの水をこまめに飲む

私たちの体は約60％が水でできています。

食事や飲み物から1日におよそ2リットルの水分を摂取する一方、代謝や呼吸、さらには尿や汗として排出しています。つまり、毎日2リットルほどの水分が体を循環しているのです。

ちなみに、飲み物でとる水分量は1・5リットルほどになりますが、とくに便秘やカチカチに硬い便の人は、水分摂取が少ない傾向があるので、意識して水分をとってほしいと思います。

水を飲むことのメリットはそれだけではありません。腸の健康を左右する自律神経は、「水を飲むこと」で効果的に整えられるのです。

緊張したときやイライラしたときに、水をひと口飲んだだけで気持ちが落ち着くというのもこのためです。

では、あなたはどんなときに水分をとりますか？「のどが乾いたらとればいい」と考えるかもしれませんが、**自律神経を整え、腸にもよい飲み方のポイントは「1日1.5リットルの水を、できるだけこまめに」です。**

こまめに飲むことを習慣にすれば、自律神経のバランスや腸の働き、血流などがうまく循環するようになります。

〈STEP1〉の章の朝の習慣でも紹介したように、朝起きてすぐにコップ1杯の水を飲むのはもちろんのこと、出かけるときは、バッグの中に必ずペットボトルを入れておくと、いつでも思い立ったときに飲めますね。

せっかくならおいしくて体にいい水を飲みたいもの。コンビニやスーパーには品質にこだわったミネラルウォーターがたくさんそろっているので、いろいろ試してのど越しなどが自分に合うものを見つけましょう。

1日1.5リットルの水を摂取

食事の前……水を飲んでから食事をすると、食べすぎを防げます。

仕事中……デスクの上にも必ず水を置いておくと便利。仕事の合間にこまめに飲んで、リフレッシュしましょう。

お酒と一緒に……飲酒する前に飲み、その後はお酒1杯に水1杯の割合で飲むようにすると、悪酔いを防げます。

入浴後……お風呂では気づかないうちに汗をかいているので、入浴後すぐに水分補給しましょう。

3 顔と頭をトントン　タッピングでリラックス

顔や頭には副交感神経の働きをよくして、自律神経のバランスを整えるツボがたくさんあります。軽い刺激を与えるとリラックスして腸の動きもよくなります。

両手の人差し指、中指、薬指の指先を使って、顔と頭を軽いタッチでトントンと優しくタッピングしましょう。

タッピングはいつ行なってもＯＫ。食後に行なうと消化がスムーズになりますし、仕事の合間だったら気持ちを切り替えたいときにおすすめです。就寝前に行なえば、ぐっすり眠れて翌朝の快便に役立つでしょう。

便秘のときに便座に座って行なうのもおすすめです。ゆっくりと大きな呼吸をしながら、30秒くらい続けるとよいでしょう。

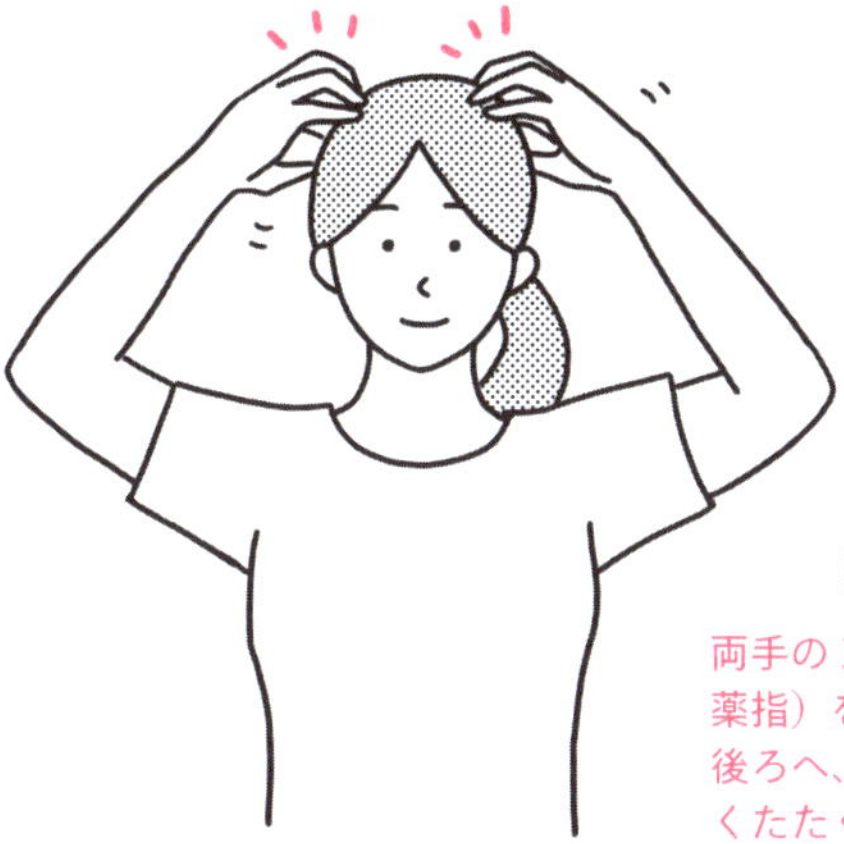

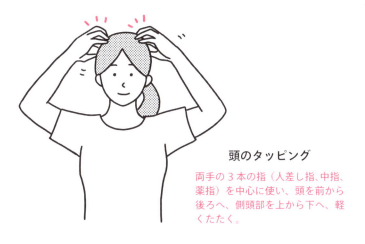

頭のタッピング

両手の３本の指（人差し指、中指、薬指）を中心に使い、頭を前から後ろへ、側頭部を上から下へ、軽くたたく。

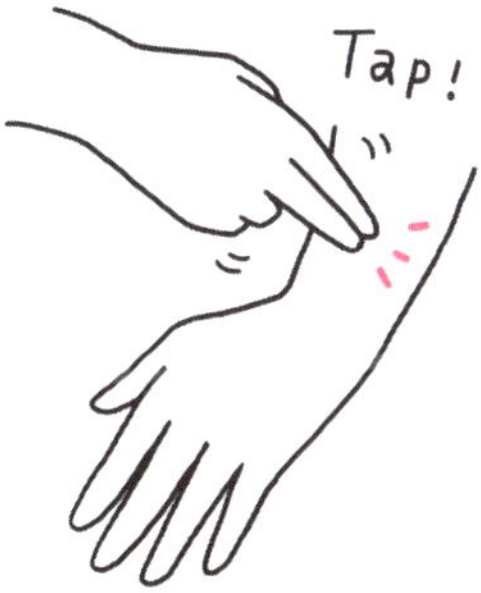

手首のタッピング

手首の上、指３本ぐらいのところに副交感神経を上げるツボがある。イライラしたときなどに軽くタッピングを。

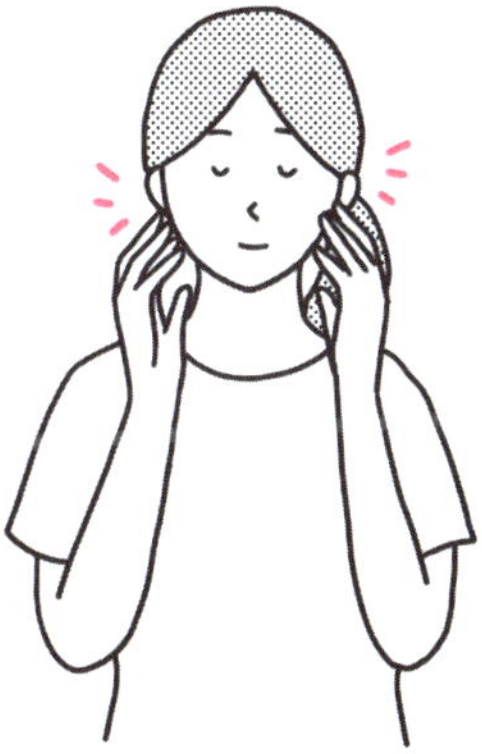

顔のタッピング

同じように両手の３本の指で、額→眉間→眉→目のまわり→鼻の下→あごの順にトントンと軽くたたく。

4 首まわりをほぐして腸の状態を良好にする

腸の動きをよくするには自律神経の副交感神経を高めることがポイントになります。副交感神経はリラックスしているときに働きが高まりますが、情報があふれ、昼夜関係なく24時間めまぐるしく動いている現代社会はストレスがいっぱい。

ふだんの生活でもつねに交感神経の働きが高まった状態にあることが多く、これまで患者さんを診察してきた中でも、便秘などの腸トラブルに悩んでいる人は、かなりのストレスを抱えている場合がほとんどです。

ですから、腸本来の動きを取り戻すためにも、意識して副交感神経を高めることが欠かせません。そこで簡単にできる方法として、私は首まわりのケアやツボ押しをおすすめしています。

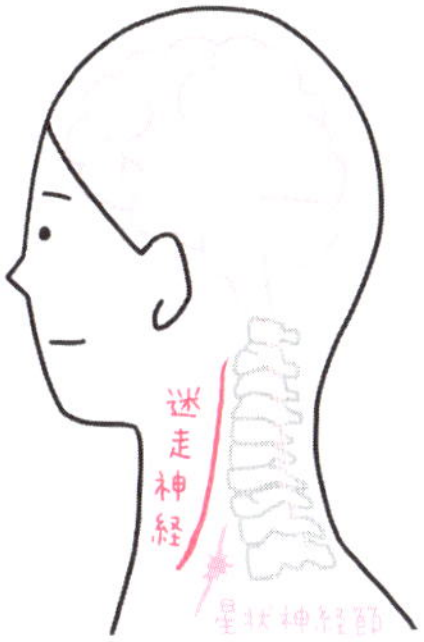

迷走神経と星状神経節

迷走神経は副交感神経の繊維からできていて、脳から腸まで届き、内臓の働きを左右する重要な働きがある。星状神経節は首の付け根にあり、星の形をしていて、頭や首、肩などの血液の流れを調整している。

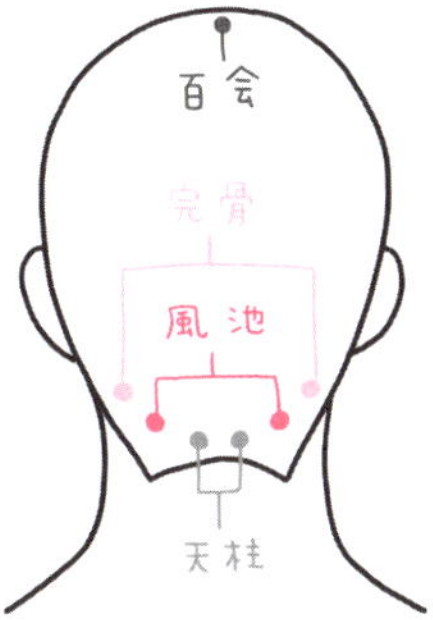

首をゆるめるツボ押し

「天柱（てんちゅう）」「風池（ふうち）」「完骨（かんこつ）」はいずれも首の後ろの髪の生え際（頭蓋骨のへり）にあり，内側から順に並んでいる。それぞれのツボを両手の親指で押し、首のラインに沿って下に少しずつずらしながら肩まで押していく。頭頂部にある「百会（ひゃくえ）」は両手の中指で 15 ～ 20 回押す。

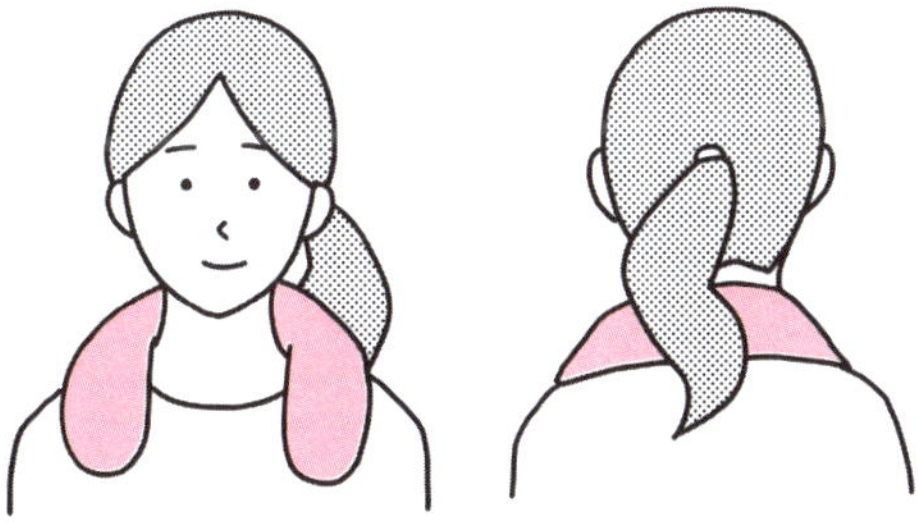

首を温める

ネックウォーマーやホットタオルなどを首にかける。首と鎖骨の境目あたりにある星状神経節を温めると、過剰になった交感神経の働きがしずめられる。また首全体を温めることで迷走神経はもちろん、首をゆるめるツボもほぐせる。

首には交感神経と副交感神経に関係する「迷走神経」や「星状神経節」があります。首や首の付け根がこっていると、血流が悪くなって迷走神経や星状神経節の働きがダウン。自律神経のバランスが乱れます。

自律神経の働きは内臓機能や心の安定など心身のバランスにも関係しているため、自律神経が乱れることで腸はもちろん、内臓機能の低下や心の不安感など心身ともにさまざまな不調を招きやすくなります。

いつも肩や頭、首のこりに悩まされてるという人はストレス過多で、自律神経が乱れている証拠。腸の具合もよくない人が少なくありません。

私は便秘に悩んでいる人には「体のこりが改善されれば気持ちがスッキリして、自律神経も整いますよ。しかも腸にも好影響です」と説明しています。日頃からこまめに首のこりを温めてゆるめましょう。さらに首の付け根をほぐすと自律神経のバランスが整いやすくなります。

自律神経や腸の調子を整えるのに役立つツボ

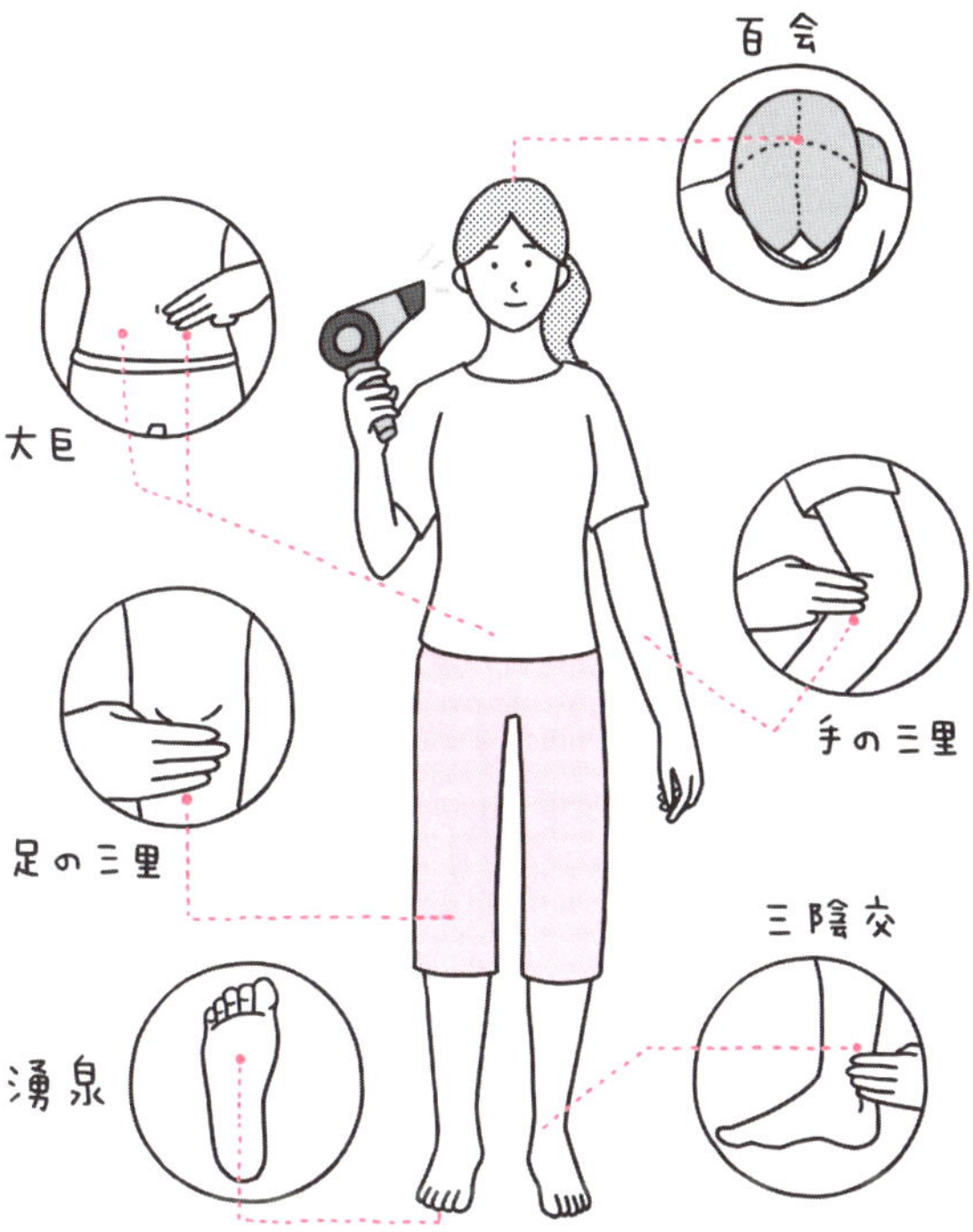

大巨………おへそから指３本分下、そこから両側へ指３本分外側にある２点。腸を刺激して便秘解消に役立つ。

足の三里…ひざのお皿の外側にあるくぼみから指４本分下の位置。胃腸の調子を整えるだけでなく、病気予防、体力増強、足の疲れなどに効く万能ツボ。

手の三里…ひじを曲げるときにできる横ジワから指３本分手首寄り。消化不良の改善、だるい、やる気が起きない、悩みやすいなど精神的な症状にもおすすめ。

湧泉………足裏の土踏まずのやや上の真ん中で、足の指を曲げたときにへこむ場所。血流をうながし内臓機能を高める。

三陰交……内くるぶしから指４本分上。消化器、肝臓、腎臓などの働きを助けるとともに、月経痛や更年期の不調など女性特有の症状には欠かせないツボ。

日々ストレスに悩まされている人は、たくさんいらっしゃると思います。首を温めたり、首の付けけねをゆるめるツボを押すことが効果的ですが、ほかにもからだの各部位にあるツボを刺激することで、血行がよくなり、自律神経の乱れによる心身の不調や腸内環境の悪化の改善につながります。

頭頂部にある〈百会《ひゃくえ》〉だけでなく、図にあるような〈大巨《だいこ》〉、〈湧泉《ゆうせん》〉、〈三陰交《さんいんこう》〉などのツボを刺激しましょう。押してもいいですし、ドライヤーなどで弱い温風を1分~2分当てるのも効果的です。これを4回~5回繰り返しましょう。

5 「4対8呼吸法」で乱れた心を整える

副交感神経の働きを高めて、自律神経のバランスを整えることは腸の健康はもちろん、心身の健康にとってとても大切であることは、先ほどお話ししたとおりです。

しかし残念なことに、生きていればイライラしたり、緊張したり、不安になったりと、誰しもが心乱されること、つまり副交感神経を低下させてしまうことはたくさんあります。

副交感神経の働きが高ければ、ストレスを感じる状態にあっても気持ちをコントロールしやすくなります。副交感神経が低い状態では、交感神経が高くなり、血流が悪くなるので、太りやすい、むくみやすい、さらには肩こりや疲れ、集中力や判断力の低下などにつながります。すると物事がうまくいかなくなってくるので、ますますストレスがたまるという悪循環に。私自身も昔は気性が激しく、大変でしたね。そんな私が、自律神経の研究をしているうちに、怒ったり、イライラしたりすると体に悪いと思うようになりました。仕事のパフォーマンスも落ちるので、〝乱れる〟というのは、なにもいいことがないと気づいたのです。

そこで重要なのは乱れた心はすぐに〝整える〟こと。**イライラしたり、ストレスを感じたりしたとき、すぐに取り組んでいただきたいのが「4対8呼吸法」です。**その場で手軽にできますので、ぜひ、日常に取り入れましょう。

4対8呼吸法は、息を吸うより吐く時間を長くする深呼吸です。大事なプレゼンの発表前や重要な人に会う前など、緊張しているときに、深呼吸して気持ちを落ち着かせることがあると思いますが、これは医学的にも正しいんですよ。

私たちがふだん無意識に行なっている呼吸ですが、これは交感神経の働きを落ち着かせて、副交感神経の働きを高める手軽なスイッチ効果があるのです。

方法は簡単。お腹に手をあて、4秒かけて鼻から息を吸い、8秒かけて口から息を吐くだけです。

ポイントは息を吐く時間を長くすること。吸う時間の2倍がベストです。

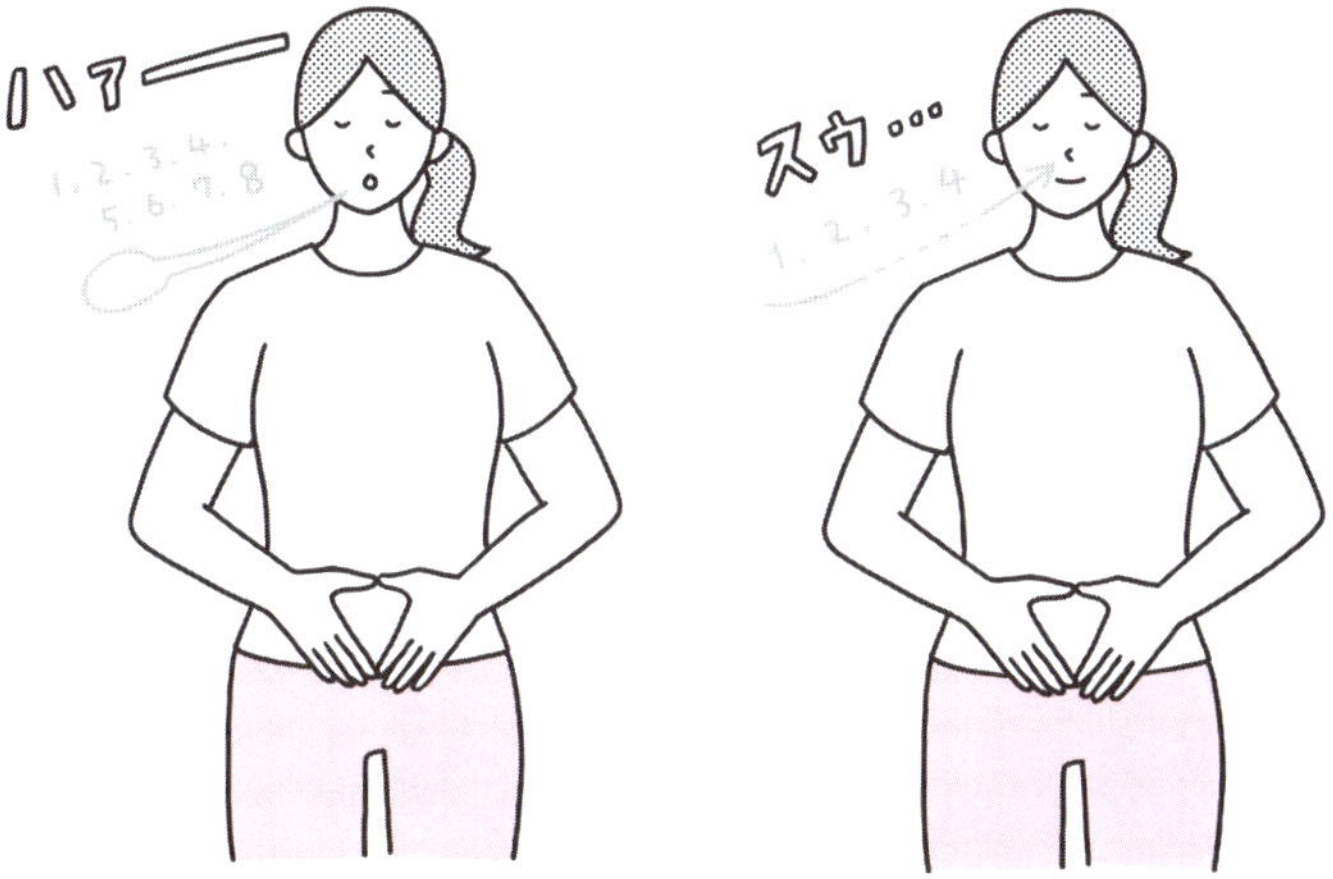

４対８呼吸法

両手でおへその周囲に三角形をつくり、鼻から４秒かけて吸い、口から８秒かけて吐く。吐くときにお腹の空気を全部出し切るようにお腹をしぼっていくと、腸のマッサージにもなって一石二鳥。

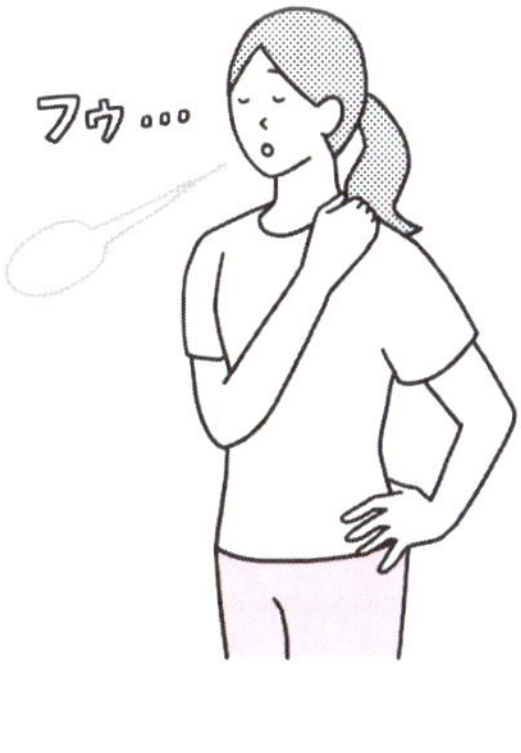

大きなため息をつく

仕事に集中したり、心配事を抱えていると、呼吸が浅くなりがちに。ときには意識して大きなため息をつくことで、下がっていた副交感神経がアップする。

しかもありがたいことに、この深呼吸を繰り返すことで、かなりの確率で便秘が改善することもわかっています。

こまめに心を整えるスベを知っているのと知らないのでは、人生の質にも大きな違いが生まれます。

呼吸ひとつで人生が変わり、生きるのが楽しくなっていきます。

6 いつも〝ゆっくり〟を心がける

腸にやさしい生活は、日常の行動をほんの少し工夫するだけでできます。なにも特別なことをするわけではありません。いつもの行動をほんの少し〝ゆっくり〟にするだけでいいのです。

自律神経が乱れやすくなるのは、①余裕がないとき、②自信がないとき、③想定外のことが起こったとき、④体調が悪いとき、⑤環境が悪いときなどがあげられます。

これを避けるコツは〝ゆっくり〟を意識して動くこと。そうすると自然に呼吸が安定し、副交感神経の働きがよくなります。

たとえば、朝の歯磨き。いつもの倍の時間をかけて歯の一つひとつを丁寧に磨くようにしてみてはいかがでしょう。

また、エレベーターやお店の入り口などでは「お先にどうぞ」と笑顔でゆずってみませんか。気持ちが急ぐと交感神経が急上昇しますが、人にゆずるという気持ちのゆとりをもつことで、自律神経のバランスを良好に保つことができます。最初は少し恥ずかしいかもしれませんが、やってみたら気持ちがよいものです。

また、誰かと話すときもせかせかせず、ゆっくり話をするようにしてみてください。お互いにリラックスして会話を楽しむことができます。

自律神経のバランスが良好かそうでないかは、周囲の人にも影響を与えます。イライラした人が職場にいるとチーム全体の空気が悪くなりますよね。でも逆に自律神経が整っている人は、まわりの人の自律神経にも好影響を与えます。

身近な例でいうと、名医といわれている人が手術室に入ると、緊急オペであわただしい状態であっても、空気が一変して落ち着いたムードになるんですね。これと同じで、自分の自律神経が整っていれば、自然と良好な人間関係が築けますし、お互いに好影響を与えることができるわけです。

ぜひ、日常生活は〝ゆっくり〟を習慣にしましょう。

7 自然の力を借りて、気持ちをリセットする

ストレスに満ちた心身を癒すには、気持ちをリセットすることも大切です。頭を使わず、五感を刺激すると、リフレッシュできます。

たとえば、自然の中に身を置くのも効果的です。人間も自然の一部である以上、身近に自然を感じる環境にいるときが一番リラックスします。たまには山や海、森など自然があふれる場所でのんびり過ごしましょう。

こうした息抜きによって、過剰だった交感神経の働きを鎮めることができ、自律神経のバランスが良好に。前向きな気持ちがわいてきて、自分本来のペースを取り戻すきっかけにもなります。

自然と触れ合うのが難しい場合は、花や香りの力を借りるのも一案です。花には人を癒すパワーがあります。色と香りが疲れた心を和ませてくれます。１本だけでもよ

いので、気に入った花を買って、部屋に飾ってみてはいかがでしょう。きっと心の潤《うるお》いになりますよ。

ほかにも、身近なアイテムで自然を体感するのもよいでしょう。海や空を感じさせるブルーや植物を思わせるグリーンは心を落ち着かせてくれます。小川のせせらぎや波といった自然の音をCDなどで聞くのもおすすめです。

植物の力といえば、樹木やハーブなどから抽出した香り成分（精油）を活用するアロマセラピーも有効です。嗅覚からの刺激は直接、感情を揺り動かすため、香りによって瞬時にリラックスしたり、気持ちを高めたりすることができます。

心地よいと思う香りは、そのときの状態で変わりますので、そのときの自分が直感的に好きだと感じられる香りを選び、用いるのがポイントです。

自然界にある色や香り、音を日々の暮らしに上手に取り入れましょう。

8 お風呂はぬるめに15分が理想

入浴は、「一瞬で体調を整える」のにもってこいの方法です。バスタイムは体の汚れを落とすだけでなく、１日の疲れを癒し、心地よい睡眠に入る準備をする時間でもあります。バスタイムをうまく活用して、自律神経のバランスと腸の働きを整えましょう。

腸の働きを整えるためにもっとも理想的な入浴法は、「39～40℃のちょっとぬるめのお湯に15分つかること」です。さらに詳しくいえば、最初の5分は肩までつかり、残りの10分はみぞおちくらいまでの半身浴にするのがおすすめです。

これがもっとも血流がよくなり、副交感神経の働きを高めるのに効果的。しかも、直腸温度を上げすぎず、体の深部温度を適温に保ってくれる入り方なのです。

40℃以上で、42～43℃を好んで入る人もいますが、医学的な見地からするとかなり熱くて危険です。交感神経を急激に刺激し、体に負担がかかります。また、長時間の入浴も脱水症状を引き起こしてしまうので注意しましょう。

入浴前後に水分補給すると脱水症状の予防になります。とくにお風呂から上がったら必ずコップ1杯の水を飲むようにしてください。ただし、冷え過ぎたものはNG。せっかく温まった腸が冷えてしまうので、常温でいただきましょう。

みなさんの中には「面倒だからシャワーだけ」という人もいるかと思います。でも、夜の入浴がシャワーだけでは体が温まらず、副交感神経の働きが悪くなって、質のよい睡眠がとりにくくなります。

体が冷えて血流が悪くなると腸も冷えて、動きが悪くなります。冷え性の人に便秘の人が多いのもこうした理由からです。便秘に悩んでいる人はぜひ、毎日湯船に浸かりましょう。入浴中に腸の働きをよくするエクササイズを行なうのも便秘解消に役立ちます。

腸の働きをよくするお風呂エクササイズ

お湯の中なら、水圧や浮力などを利用して効率よくエクササイズができます。

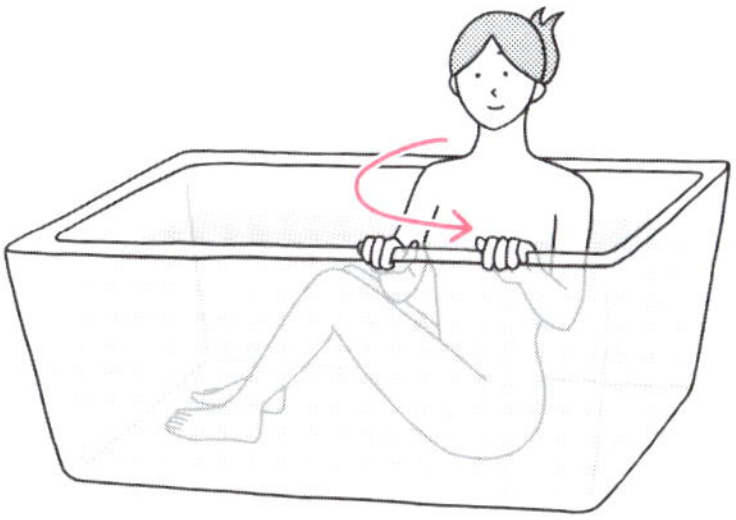

ウエストひねり

両ひざを立てて座る。バスタブを両手でつかんでウエストをゆっくりひねり、そのままの姿勢を 20 秒キープ。反対側も同様に行ない、左右５回繰り返す。

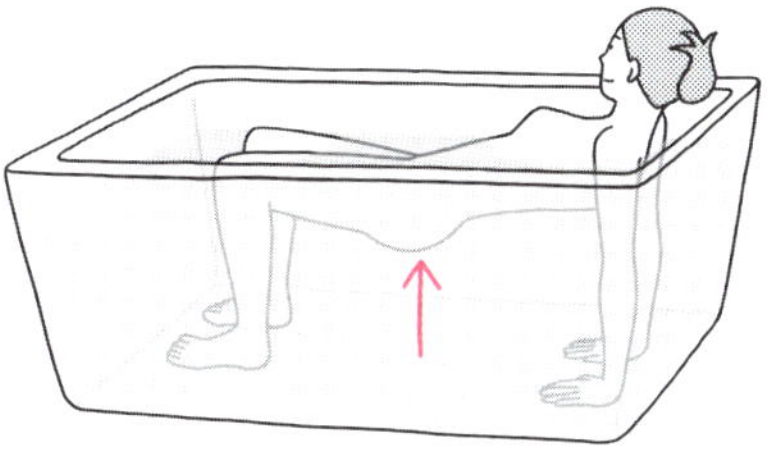

お尻もち上げ

両ひざを立てて座り、バスタブの底に両手をついて体を支える。ゆっくりとお尻をもち上げ、そのままの姿勢を 20 秒キープ。お尻を下ろす。これを 15 回繰り返す。

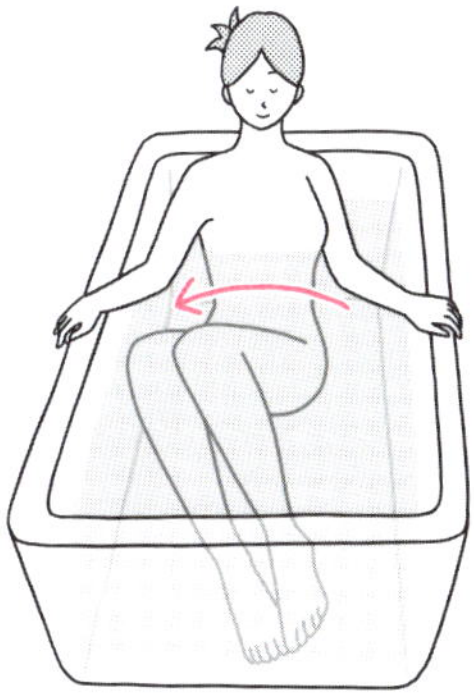

両脚倒し

両ひざを立てて座り、バスタブを両手でつかむ。両ひざをそろえて片側に倒して 10 秒キープ。反対側も行なう。左右どちらか倒しにくいほうに倒して、さらに 10 秒キープ。

さらに、気をつけていただきたいのが夏です。暑いのでついシャワーで済ませがちですが、冷たいものを飲んだり、冷房が利いた室内にいたりすることで意外に腸が冷えています。

体を温めたり、発汗をうながしたりして、腸冷えを防ぎ、体内の水分の循環もよくしましょう。むくみ解消やダイエットにもつながります。

9 寝る前に「3行日記」をつける

イヤなことがあった日や明日に何か不安がある日の夜は、布団に入ってからもあれこれと悩んだり考えたり、もんもんとして朝まで眠れなかったという経験はありませんか？　眠れないと1日だるいし、冴えないし、しかも副交感神経が下がりっぱなしなので腸の動きも停滞気味に。いいことなしですね。

日常生活の中でストレスになることはたくさんあります。しかしそのストレスをいかに上手にリセットしていくか、これができる人とできない人では、人生の質を大きく左右するといっても過言でありません。どんな日もできるだけ**心地よい睡眠をとれるよう、不快な気持ちや不安感などが原因でたまった〝心のむくみ〟は、その日のうちにリセットしたいもの。**

そこでぜひ、取り組んでいただきたいのが、1日が終わる前の「3行日記」です。日記なんて面倒！という声が聞こえてきそうですが、方法はいたってシンプルです。

1・今日一番失敗したこと
2・今日一番感動したこと
3・明日の目標

1行目にはその日の失敗やイヤだと感じたことを書く。2行目にはその日の成功やうれしかったこと、感動したことを書く。3行目には明日の目標や今、関心を持っていることを書く。これだけです。

自分の気持ちと向き合い整理することは、自律神経を整える上でとても重要です。1行ずつ書き出すことで1日を振り返ると、その日に起こった悲喜こもごもの出来事や、それに対する自分の気持ちを客観的に検証できるようになります。そのことで、気持ちを切り替えるスイッチも自然と作動するようになっていくのです。

寝る前に「3行日記」の時間をつくり、ノートや手帳に書き出していきましょう。

失敗したことを書き出すのは、ネガティブな出来事をきちんと振り返ることで気持ちをしっかりリセットするためです。書き出した後は、「ま、いいっか」「失敗は成功のもと。次に生かそう！」と声に出していってみましょう。ここで気をつけていただきたいのは、くれぐれもネガティブな感情を長く引きずらないようにすること。気持ちと向き合って、流す。これを意識してくださいね。

次に感動したことを書きます。本屋さんで興味のある本を見つけた、かわいいイラストのハガキをもらった、お店が混んでいたけれど窓際の席に座れた……など、どんな些細なことでもＯＫ！うれしかったこと、ワクワクしたこと、ときめいたことを思い出してみましょう。

イヤなことがあると、ついそこにだけ意識が向きがちになって、いいことがあっても気づかずスルーしてしまうことが少なくありません。それは実にもったいないことです。ここで最も大切なのは、その日が悪いことばかりの1日ではなかったと気づくことです。

それに気づけるようになると、何気ない1日の中にも「小さな感動」を見つけられるようになり、感性のアンテナがどんどん磨かれていきます。

実は医学的な見地からも、好奇心にワクワク胸をふくらませているときやときめいているときは、自律神経のバランスが良好になっているのです。

そして最後に書く「明日の目標」は未来に向けてのビジョンを具体的にイメージするのがポイントです。明日手紙を出す、書類を整理するといったような身近な内容でも十分。気持ちを明日の自分に向けることが大切です。

ある患者さんから、「先生、私は神経質な性格と人からいわれます。小さなことが気になって疲れてしまったり、ちょっとしたことにイライラしてしまったり……。性格だからどうしようもないと思います」と相談されたことがあります。たしかに便秘や下痢など腸の不調に悩む人には神経質な人が多いことも事実です。しかし、私はいつもこうアドバイスしています。「いやいやいや、そんなことはありません。自律神経を整える方法を身につければ問題ありませんよ！」と。

3行日記を試した人からは、「気持ちが安定してきた」「スムーズに眠れるようになった」という声を多く聞きます。自律神経はちょっとした出来事でバランスが乱れやすい反面、ほんのちょっとした工夫で整えることも可能なのです。

10 就寝する３時間前までに夕食を済ませる

夜遅くに夕食を食べて、満腹のまま就寝。翌朝は食欲がなく、胃がもたれる……。そんな人が便秘になりがちなのですが、胃に食べ物が残っていることで、睡眠中に行なわれる腸の〝お掃除時間〟が奪われてしまうことが原因です。

腸は私たちが寝ている間に、食べた物を肛門のほうへ押し出す収縮活動（空腹期消化管運動）を行ない、翌朝の排便の準備をします。しかし胃に食べ物が入った状態で寝てしまうと、腸の収縮活動が行なわれにくくなってしまうのです。また、食事中は交感神経が高くなることから、食後すぐに寝ると交感神経が高いまま眠ることになってしまい、腸の働きを鈍らせます。

腸がしっかり働くように胃を空っぽにした状態で寝る必要があります。食べた物が胃で消化されて腸に移動する時間を考えると、遅くとも就寝する３時間前には夕食を済ませておくことが大切です。夜は腸のゴールデンタイムに合わせて12時までに就寝するのがベスト。

ただ、そうはいっても仕事や家庭の都合で夕食が遅くなってしまう日もあることでしょう。そんなときは、たとえば、みそ汁や野菜スープなど、消化がよいメニューがおすすめです。胃腸に負担がかからない上、体が温まってスムーズな睡眠にもつながります。炭水化物がほしいときや、もうちょっと満足感を得たいなと思うときは、麦ご飯を半膳、うどん半玉を入れたり、お豆腐を入れてかさ増ししたりするのもいいですね。

油をたっぷり使った料理や脂身の多い肉料理や揚げ物など消化に時間がかかるものは避けたいものです。もしお肉を食べたいならひき肉を使う、小さく切って軟らかく煮込むといったように、できるだけ消化を助ける工夫が大切です。そして、遅い夕食の場合は、さらに「腹6分目」を心がけましょう。

時計を見て夕食が何時ごろになりそうかチェックし、遅くなりそうなら胃腸に負担がないメニューをチョイス。1分でできますね！

11 夜12時までに眠りにつこう！

腸の消化活動は夜中、副交感神経の働きが盛んなときに活発になります。つまり、副交感神経の働きがピークになる夜12時過ぎが「腸のゴールデンタイム」です。腸の働きを最大限よくするためにも12時にはすでに眠っているのが理想的。夜にやっていたことを朝にシフトさせるなどして、できるだけ朝型の生活に切り替えることが大切です。腸本来の働きを取り戻すためにも、夜11時くらいには布団に入る習慣を身につけましょう。

さらに入眠するまでの時間をどのように過ごすかも、ぜひ意識していただきたいことです。**リラックスした状態で入眠できれば睡眠中も副交感神経の働きが高いままに保て、腸もしっかり働いてくれます。**その結果、翌日の排便の準備をスムーズに整えることができるのです。

しかし残念ながら、寝る直前までテレビを見る、パソコンやスマートフォンをいじる……など、寝る前の過ごし方をあまり気にしていない人も多いようです。画面の強い光が目に入ると、交感神経が急上昇してしまうので、眠ってからも副交感神経がうまく働かず、腸の働きも鈍くなってしまいます。

あなたが癒される、リラックスできると思うことは何ですか？

音楽を聴く、アロマを炊く、ぼぉーとする……何でも構いません。

ただし、〝好き〟という意識が強いとかえって交感神経を高めてしまうので、注意してください。

心が穏やかになってほっとする時間を楽しむようにするのがポイントです。そして、布団に入る1時間前にはテレビやパソコン、スマートフォンのスイッチをオフにしましょう。

第５章

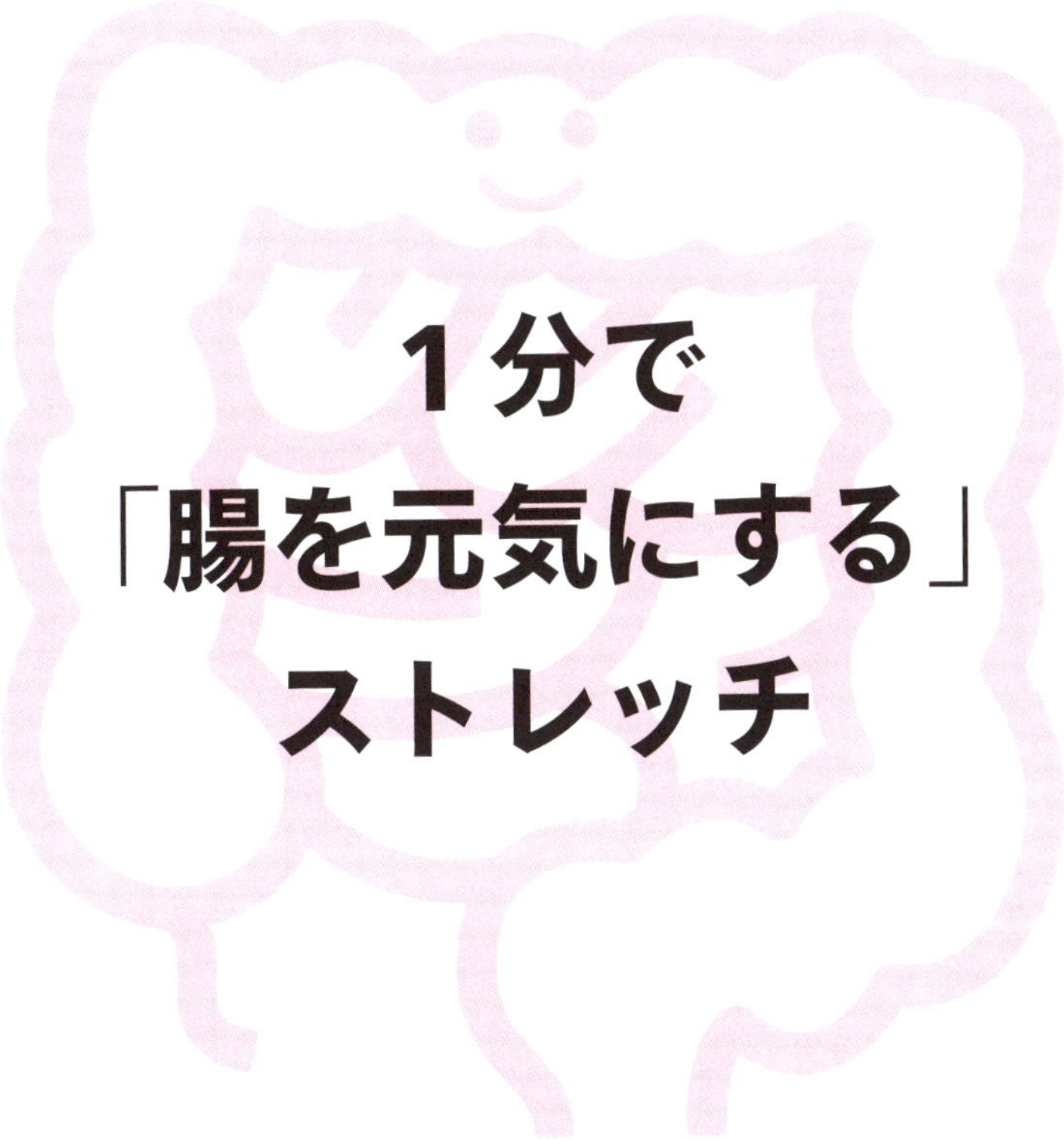

１分で「腸を元気にする」ストレッチ

腸の調子が上がる3つのポイント

腸の働きを高めるためには、腸内からのアプローチだけでなく、外側からのアプローチも欠かせません。このふたつが相乗的に作用することで、腸の調子がみるみるよくなってきます。

この章では、外側から腸を元気にするストレッチやエクササイズをご紹介としたいと思います。いずれも1分でできるものばかり。ポイントは次の3つになります。

- 副交感神経の働きを高めて、自律神経のバランスをよくする
- お腹の筋肉を動かして腸に刺激を与える
- お腹まわりやお尻まわりの筋肉を鍛える

腸の働きを高めるためには、副交感神経の働きを高めに維持することが大切です。ストレス社会といわれる現代は、交感神経が上がりっぱなしになりがちなので、心身

のリフレッシュも兼ねて行なうとよいでしょう。
また、お腹のインナーマッスル（深層筋）を動かして腸に刺激を与えたり、腹筋やお尻の筋肉を鍛えたりすることで排便力が高まります。年齢を重ねるにつれ筋肉量は減っていくので、とくに40歳以上の人には毎日の習慣にしてほしいと思います。

腸の働きが高まれば、自律神経が整いますし、またその逆もしかり。さらに体を動かすと血流がよくなるので、便秘解消はもちろん、むくみやストレス、不眠、肩こり、冷えなどの不調にも効果が期待できます。

ストレッチやエクササイズは、気楽にリラックスして行なうのがコツ。無理しない範囲で、できるところから始めてみてください。その時々の体調や気分に合わせ、自分のペースで取り組みましょう。

1 腸の働きを高めて、朝のトイレタイムに備える

朝のトイレタイム前に、腸の働きを活発にするストレッチやエクササイズをすると、スムーズなお通じをうながしてくれます。

まずは「上半身を伸ばす」ストレッチで低下しがちな副交感神経の働きをアップさせて、自律神経のバランスを良好にしましょう。副交感神経の働きがよくなると、腸のぜん動運動が活発になります。

こうして排便準備が整ってきたら、次におすすめなのが「お腹しぼり」です。呼吸しながら、お腹を反らしたり、前屈したり、お腹をしぼります。便が詰まりやすいお腹（大腸のあたり）をつかみながら刺激を与えるエクササイズ。お腹の上から腸をつかむようなイメージで強くつかむことで、腸やインナーマッスルを効率よく刺激することができます。便の詰まりを解消して流れをよくするのに有効です。

上半身を伸ばす

①両足を肩幅に開いて立ち、両腕をまっすぐ前に伸ばす

そのまま一方の手で反対の手でつかむ。つかんだ手をゆっくり横に引っ張り、上体をしっかりと伸ばす。

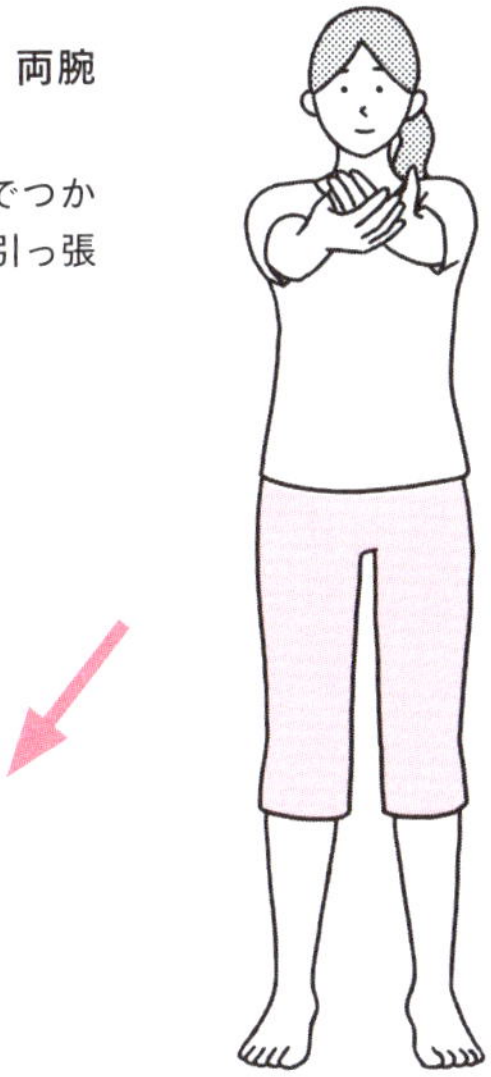

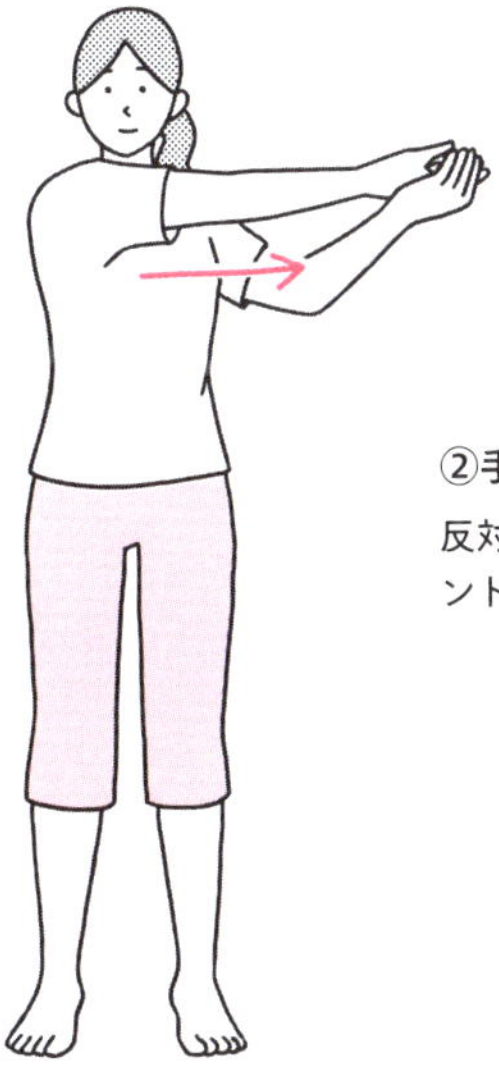

②手を替えて、反対側の腕を引っ張る

反対側の腕がしっかり伸びているのがポイント。左右交互に何度か繰り返す。

お腹しぼり

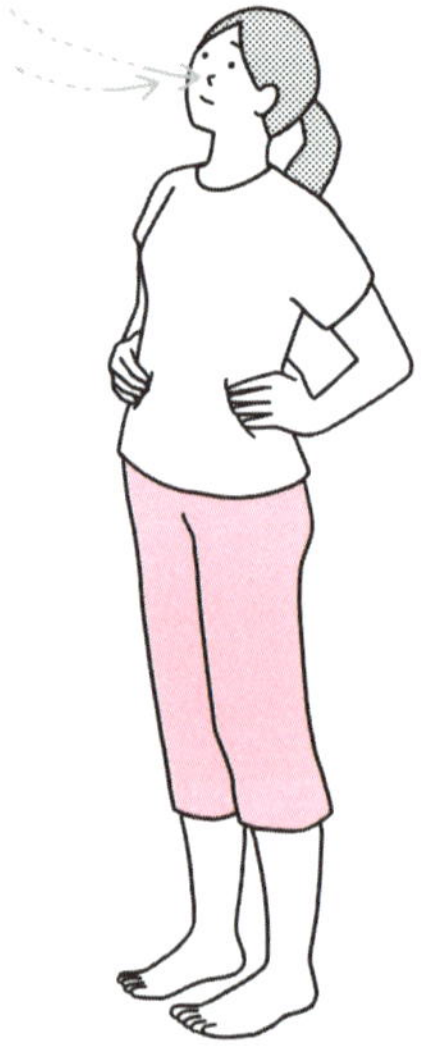

①肋骨下をつかみ大きく息を吸う

両脚を肩幅に広げて立ち、背筋を伸ばして立つ。両手で肋骨のすぐ下あたりを強くつかみ、全身を伸ばして反り、息をゆっくりと吸う。

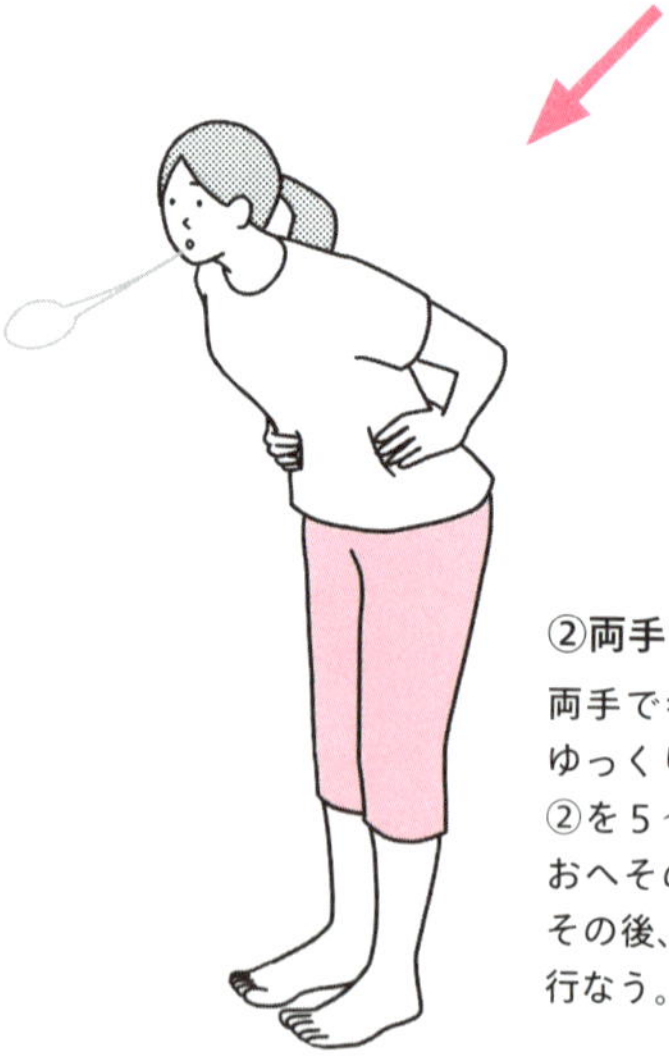

②両手でお腹をしぼりながら前屈

両手でギュッとお腹をしぼりながら、ゆっくり息を吐き、体を前に倒す。①②を5～10回繰り返す。手の位置をおへその真横あたりにかえて行なう。その後、腰骨のすぐ上にかえて同様に行なう。

2 昼はスキマ時間を利用して、ぜん動運動をうながす

交感神経の働きが高まる昼間は腸の動きは抑えられていますが、昼食後は消化をうながし、夜に向けて便をつくりやすい腸の状態にしていくことが大切です。とくに仕事で座りっぱなしで同じ姿勢が続く人は、腸の動きが滞りがちなので注意してください。

肩甲骨や股関節、脚をゆるめるストレッチは副交感神経の働きを上げるのに有効です。仕事の合間や食後の休憩中に気分転換を兼ねて行なうと、上がりっぱなしだった交感神経が落ち着いて、腸のぜん動運動をうながします。

また、腰やお腹を動かしてこまめに腸に刺激を与えることで、昼食後の消化が進むほか、便のとどこおりも解消されます。仕事や家事などのスキマ時間に１分間、体を動かして、腸のぜん動運動をうながしましょう。

肩甲骨をゆるめる

片腕を前に出し、ひじを曲げて手首を上にする。反対側の手でひじを固定し、手首を回す。左右同様に行なう。

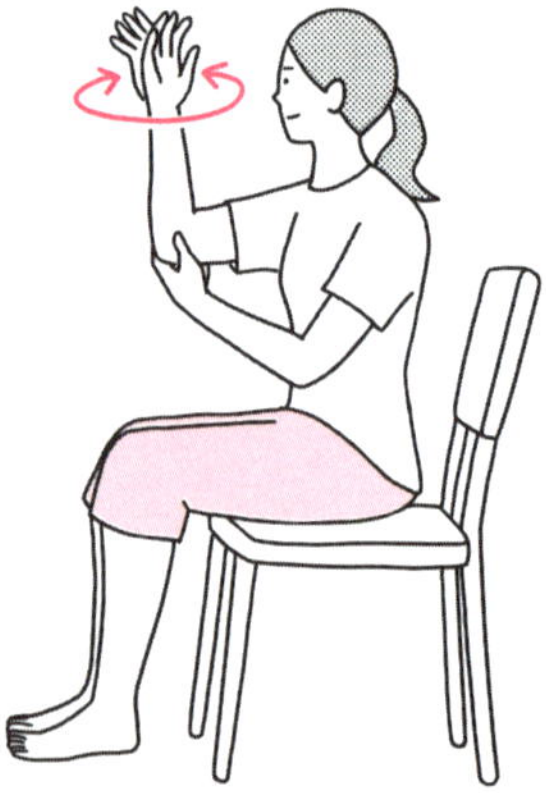

股関節をゆるめる

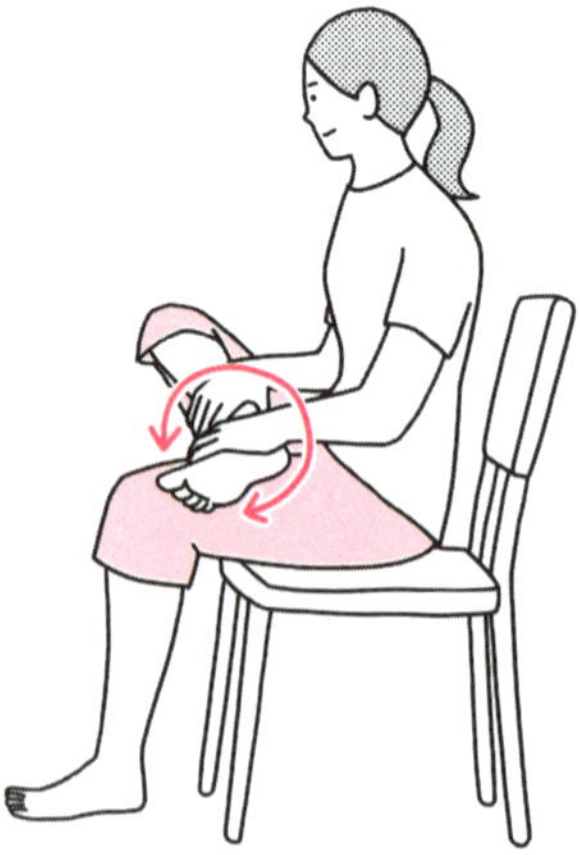

椅子に深く座る。片足を反対側のひざの上にのせ、足首をぐるぐる回す。左右同様に行なう。

腰まわし

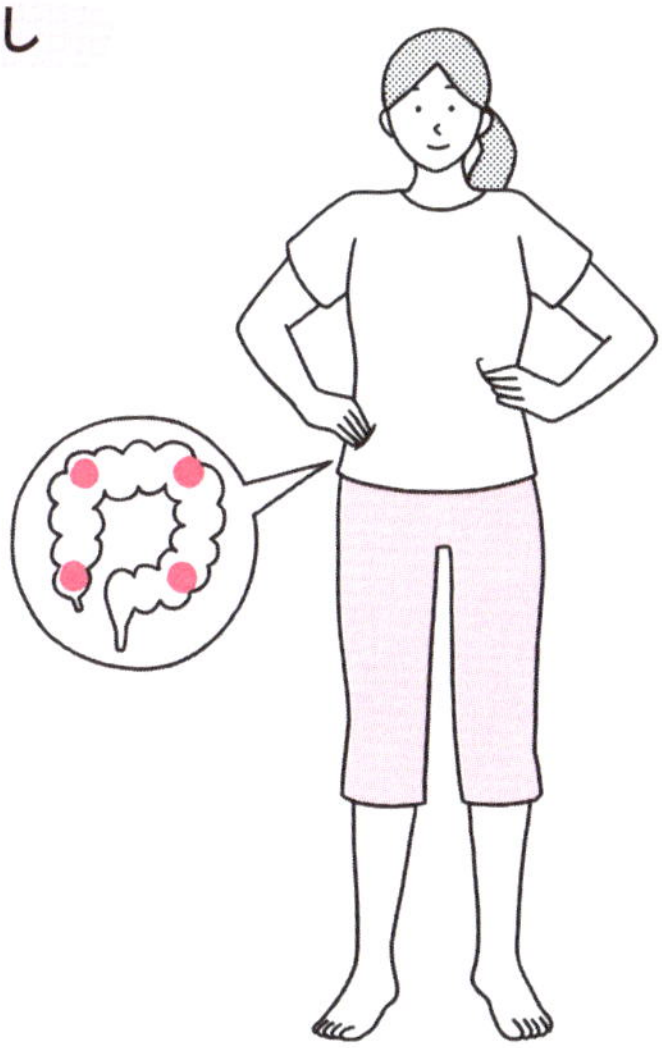

①腸の詰まりやすいポイントをギュッとつかむ

背筋を伸ばして立ち、左手で肋骨の下、右手で腰骨の上を強い力でギュッとつかむ。

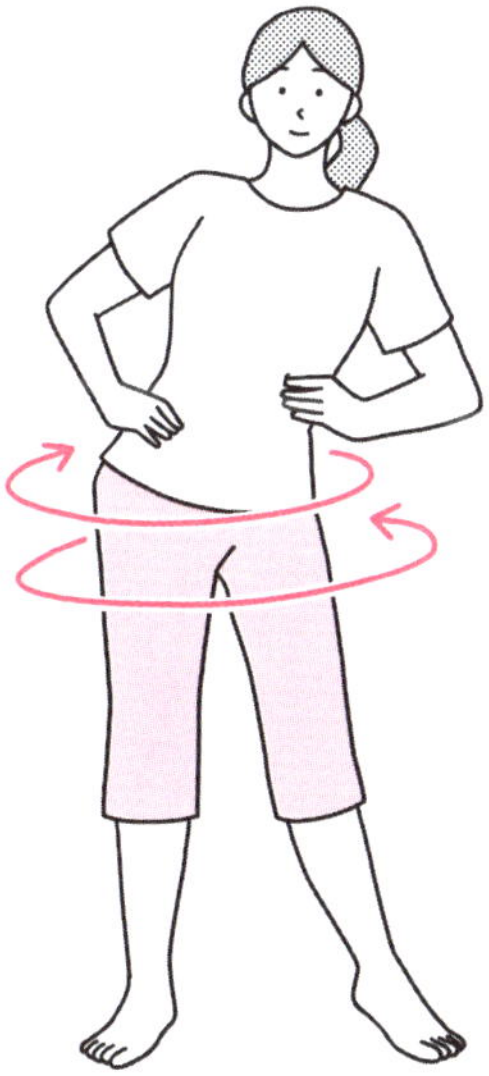

②左右８回ずつ大きく腰をまわす

肛門を締めながら、腰を右まわりに大きく８回まわす。反対も同様に８回。次に右手を肋骨の下、左手を腰骨の上へと手の位置をかえて大きく８回、反対に８回それぞれまわす。

足首ゆらし

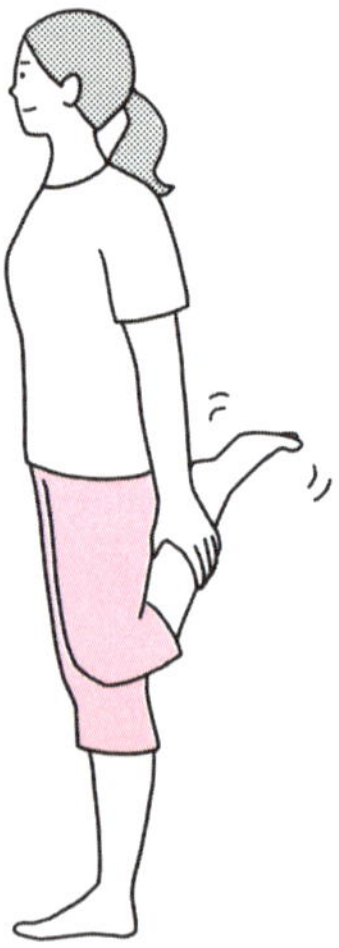

足首をつかんで片足立ちになる。かかとをお尻に引き寄せ、そのままの姿勢で 10 秒間ゆらす。反対の手は腰に当てる。バランスがとれないときはどこかにつかまってもよい。

お腹ひねり

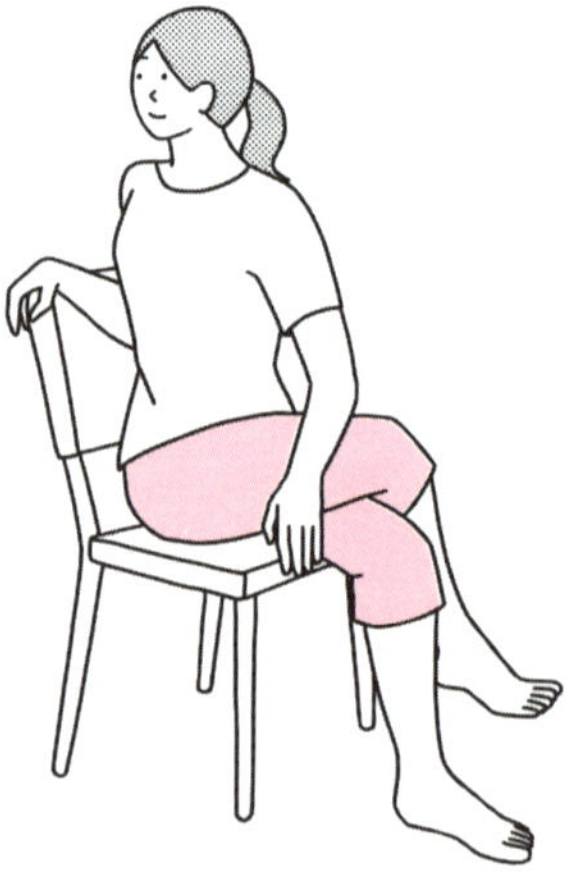

椅子に座って右脚を上にして両脚を組む。右側にお腹をひねる。このとき右手で椅子の背をつかみ、左手で脚が動かないようにおさえる。反対側も同様に行なう。

3 寝る前に腸の疲れをリセットする

腸は1日も休むことなく働き続けていますが、最も活動が活発になるのは私たちの就寝中です。腸も私たち人間と同じで、一生懸命によい仕事をしてもらうには、しっかり疲れをリセットすることが大切です。翌朝に向けよい便をつくってもらうためにも、夜のエクササイズで腸の疲れを癒しましょう。

寝る前に実践すれば、副交感神経の働きを高めたまま、スムーズな入眠につなげられます。

エクササイズを〝やらなければ〟と思うとストレスになって、かえって負担になってしまうので、ゆるく、軽い気持ちで取り組むのが腸を元気にするポイントです。

ご紹介するエクササイズは伸びたり、ゆらしたりする動きで、どれも1分でできるものばかりです。ぜひ実践しましょう。

夜の全身伸ばし

全身を緊張させてから一気に脱力する運動です。腸を正しい位置に戻す効果に加え、疲れた体と心をゆるめるのにも効果的です。

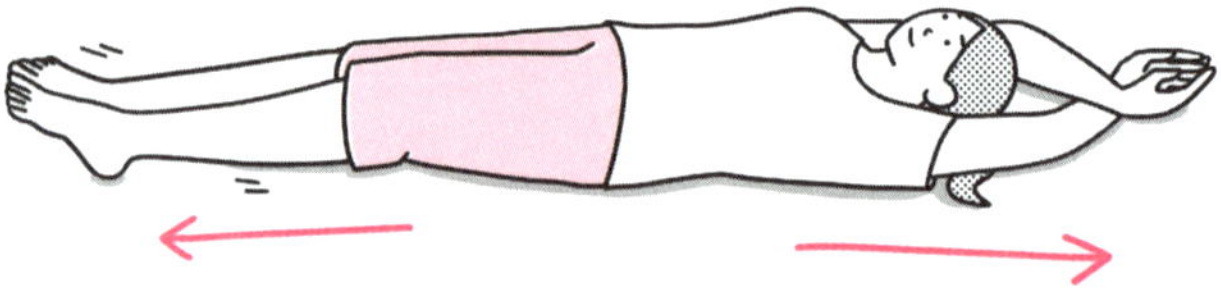

①両手を交差させ全身を伸ばす

仰向けに寝て、両腕を頭の上で交差させる。脚は親指同士を重ねる。ゆっくり息を吐きながらつま先までをピーンと伸ばす。

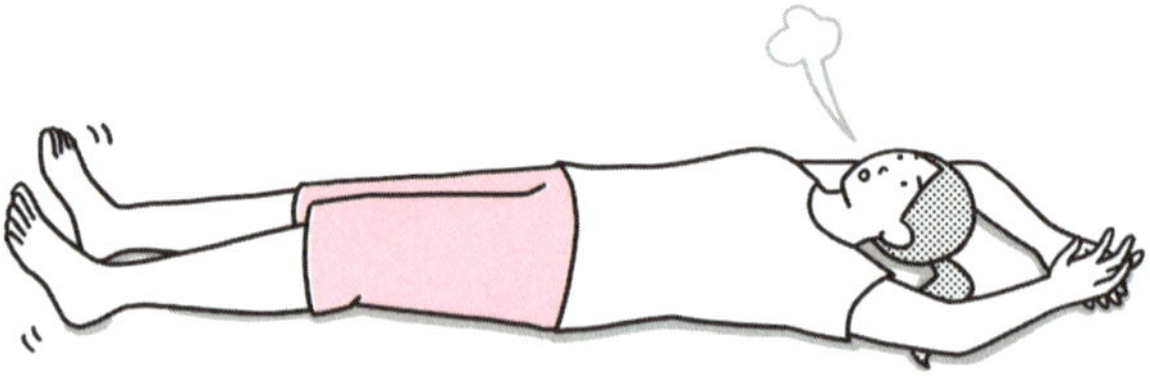

②息を吐き一気に脱力する

息を吐きながら、一気に全身の力を抜く。緊張・脱力運動を５回行なう。

猫のお腹伸ばし

猫が伸びをするような運動で腸を伸ばすのが目的です。終日の立ち姿勢で下垂気味になっている腸を、元の正しい位置に戻します。

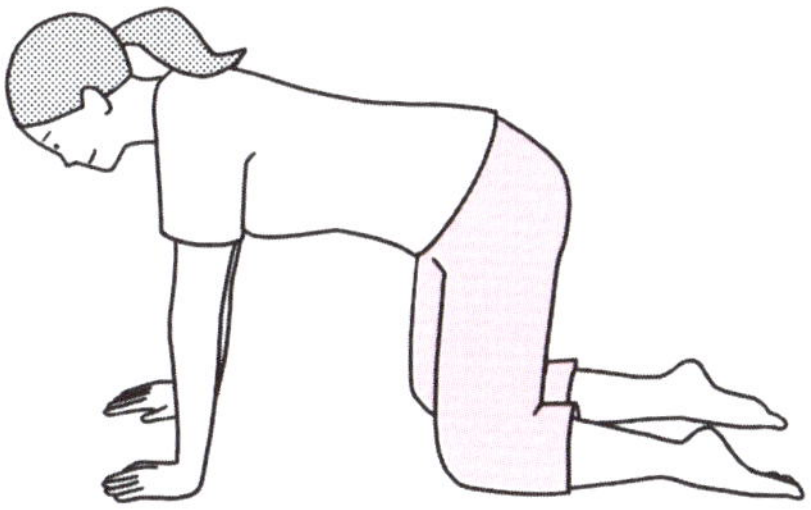

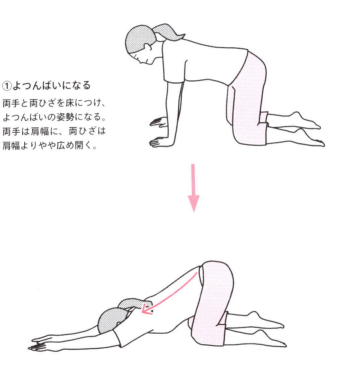

①よつんばいになる

両手と両ひざを床につけ、よつんばいの姿勢になる。両手は肩幅に、両ひざは肩幅よりやや広め開く。

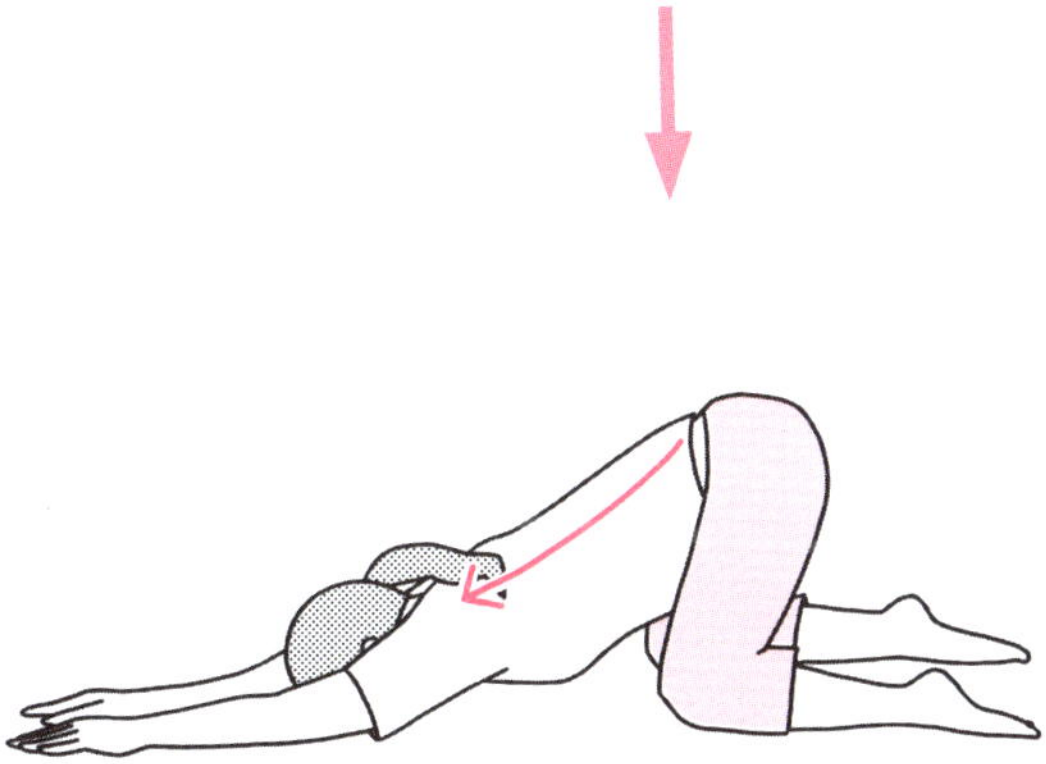

②猫が伸びるような姿勢になる

両手をゆっくりと伸ばしながら頭を下げていく。お腹、胸、わき、肩を伸ばす。とくにお腹を意識する。伸ばした状態を 30 秒キープ。

骨盤ゆらし

全身を脱力させた状態で骨盤をゆらします。体のゆがみを調整して関節まわりの筋肉をほぐす効果も。

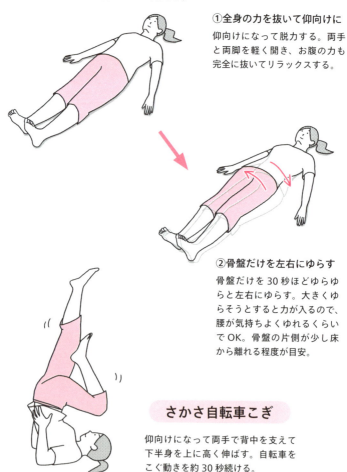

①全身の力を抜いて仰向けに

仰向けになって脱力する。両手と両脚を軽く開き、お腹の力も完全に抜いてリラックスする。

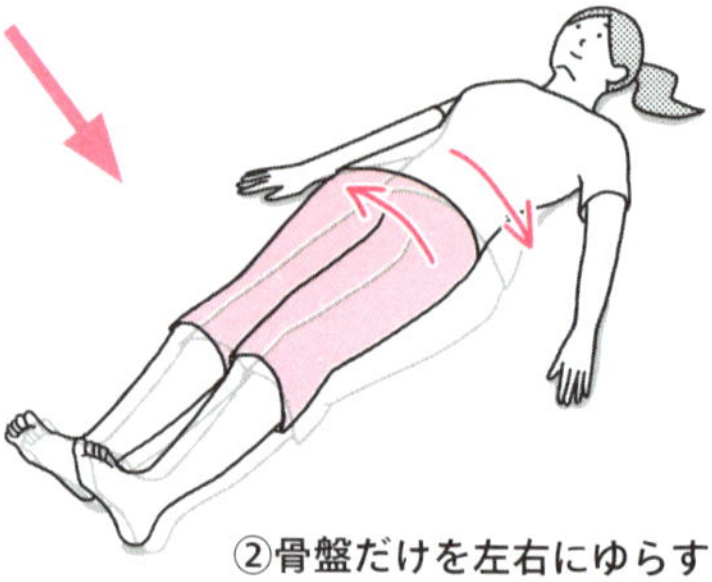

②骨盤だけを左右にゆらす

骨盤だけを30秒ほどゆらゆらと左右にゆらす。大きくゆらそうとすると力が入るので、腰が気持ちよくゆれるくらいでOK。骨盤の片側が少し床から離れる程度が目安。

さかさ自転車こぎ

仰向けになって両手で背中を支えて下半身を上に高く伸ばす。自転車をこぐ動きを約30秒続ける。

4 「あと、ひと押し！」のときには便座エクササイズ

便意はあるのになかなか出ないというときは、肛門付近の筋肉や腸を刺激する軽い運動をして、排便力を高めましょう。「またわり」は、ふだんはあまり伸ばすことがない股関節周辺の筋肉をストレッチしながら、腹筋や腸を刺激するのに有効です。

「肛門ツイスト」は、お尻をひねって排便に関係する肛門括約筋を鍛えることで〝排便センサー〟の感度を上げてくれます。トイレに行く前にぜひ。

また、トレイでいきみ過ぎるのはＮＧ。便座でできる簡単エクササイズは「あと、ひと押し！」というときにおすすめです。出なくてイライラすると交感神経が高まって、かえって排便を遠ざけてしまうので、リラックスを心がけながらチャレンジを。それでも出ないときは一旦、トイレを出て仕切り直しするのもアリですよ。

またわり

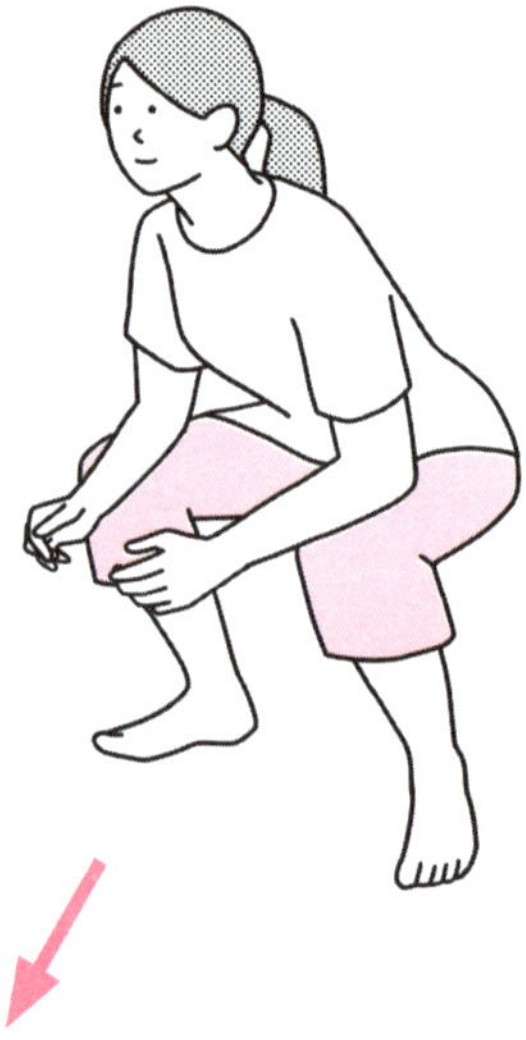

①脚を広く開き、腰を落とす

足は肩幅より開いてまっすぐ立つ。この姿勢からゆっくりひざを深く曲げ、腰を落としていく。

②左右交互に重心を移動させる

ひじを太ももにのせ、重心を片脚にのせて 10 ～ 15 秒キープ。反対側も同様に行なう。

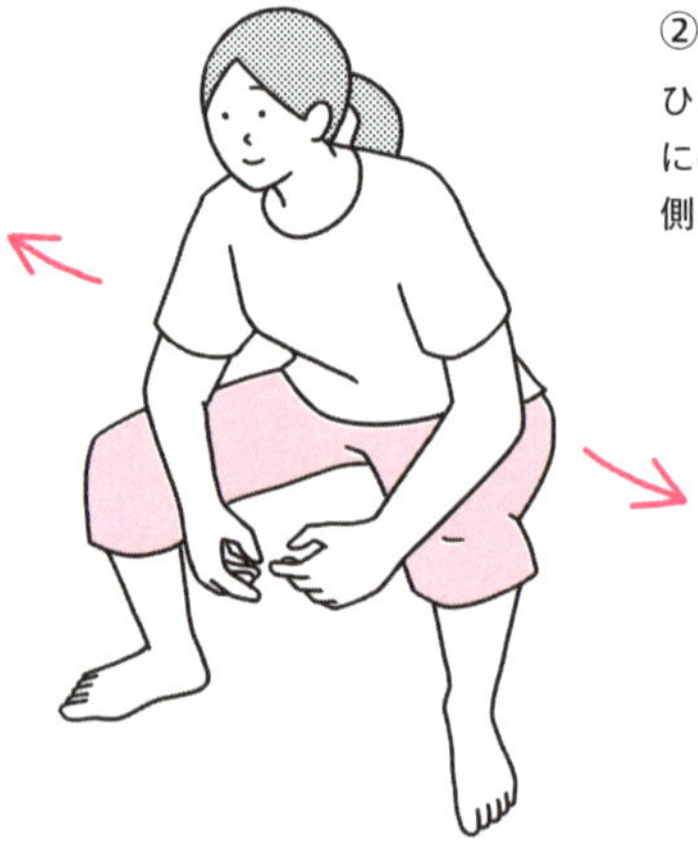

肛門ツイスト

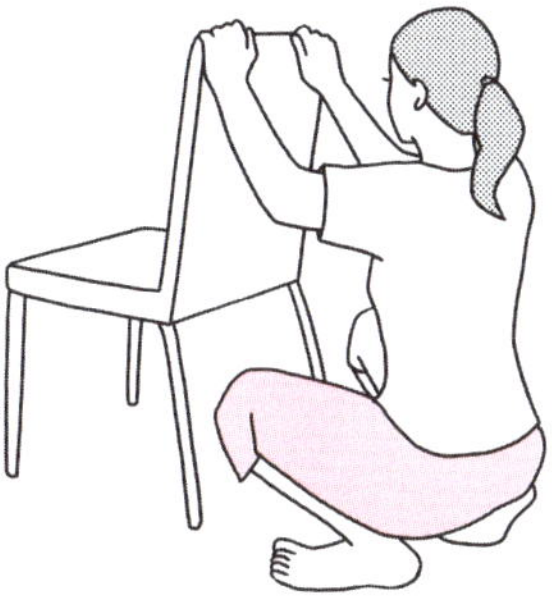

①足を開いてしゃがむ

椅子の背につかまり、足を大きく開いてしゃがむ。かかとを床につけることができればつける。

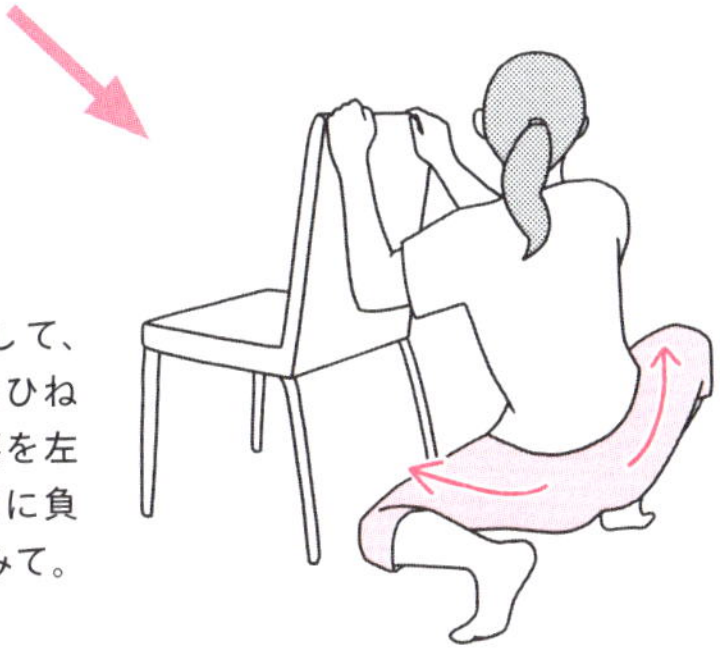

②腰を左右にひねる

左ひざを床につけるように倒して、左のお尻を落とす。腰を右側にひねる。今度は右ひざを下げて、腰を左側にひねる。肛門まわりの筋肉に負荷がかかっているのを意識してみて。

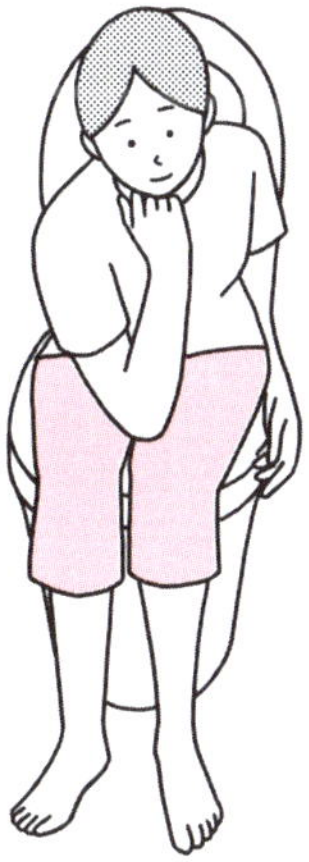

考える人

あの誰もが知るロダンの「考える人」のポーズをとるだけでOK。超簡単なストレッチなのに確実に腸を刺激する。

上体ひねり

背筋を伸ばして便座に深めに座り、
上半身を左右にしっかりひねる。

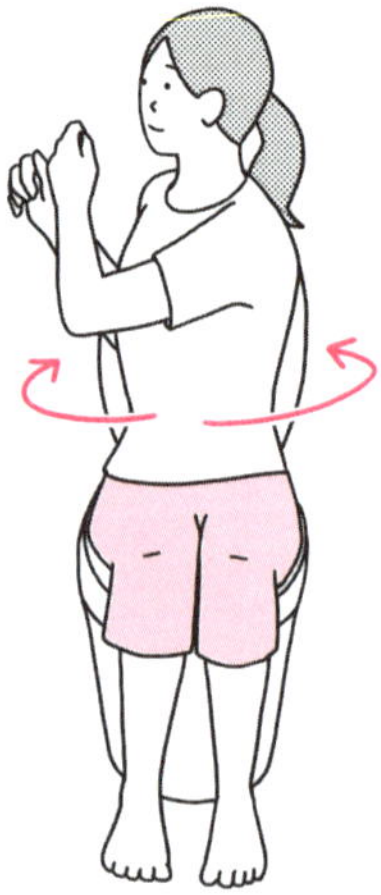

お尻スライド

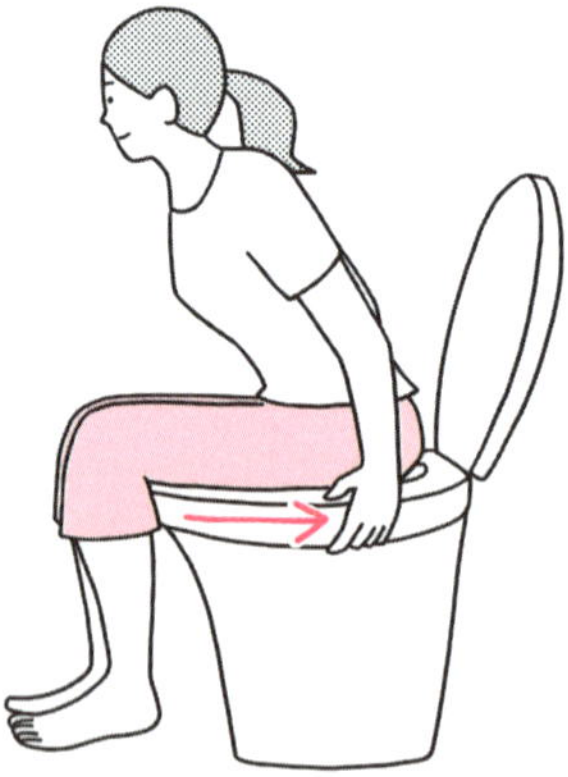

②腰を反らし気味にお尻を後方にスライドさせる

このスライドを 10 回繰り返す。

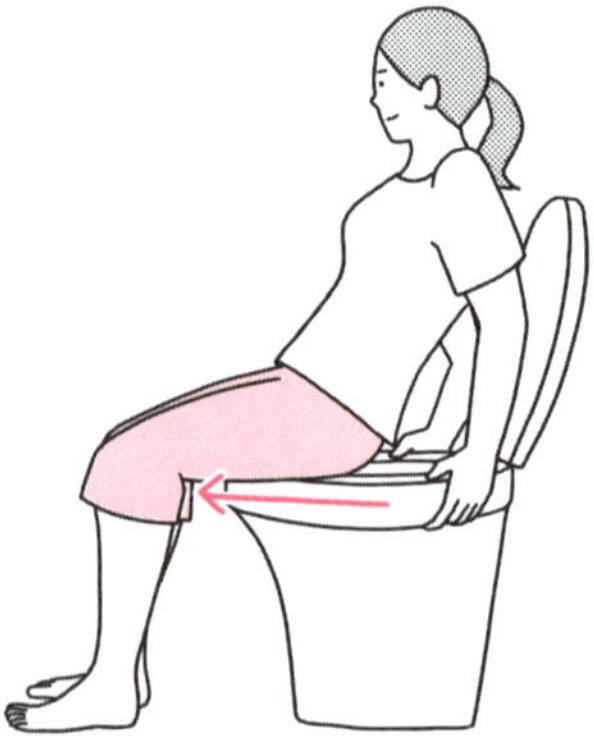

①便座を両手で押さえて体を安定させ、お尻を浮かせる

腰を押し出すように前にスライドさせる。

巻末特集１

小林先生
教えて！
「健康長寿の
１分腸活」
Ｑ＆Ａ

Q 腸のトラブルを抱えると、体にどんな影響が出やすくなりますか？

A いちばんは便秘ですね。患者さんを見ていてもすぐにわかります。顔や体のむくみや体臭、口臭などの特有の〝便秘オーラ〟が出ますから。また、お腹が張って、下腹部もぽっこりしていてつらそうな人もいます。それだけではありません。腸の中に便を長く留めておくことで、有害物質が発生して、大腸がんなどの腸のいろいろな病気を引き起こします。さらに有害物質が腸から吸収され、血液によって全身に運ばれることで、肌トラブル、肩こり、冷え性、免疫力の低下、また、うつなどにもなりかねません。

Q 便秘になると太りやすくなるというのは本当ですか？

A 本当です。便秘になれば、腸はむくんだり、伸びて垂れ下がったりします。先ほども述べましたが、血流がとどこおってしまうと、本来全身の細胞にまんべんなく運ばれるはずの栄養成分などが、皮下の脂肪組織などにたまり、太りやすくなってしまいます。また、腸には老廃物もたまりやすくなり、約3キロくらいの宿便があるといわれています。宿便をスッキリさせ、便秘を改善することで、腸が軽くなり、お腹まわりのたるみも消え、引き締まった体に戻ります。

Q 女性に便秘の悩みが多いのはなぜですか？

A 便秘はストレスや運動不足、不規則な生活、食習慣などが原因で起こります。女性が便秘になりやすいのは、ダイエット目的で食事制限をする人が多いこと、お腹のまわりの筋肉が弱いこと、女性ホルモンの作用、などが原因と考えられます。とくにお腹のまわりの筋肉が弱いと、便を押し出す力が弱いため便秘になりやすいのです。高齢になると、この筋肉が衰え、男女とも便秘になりがちです。便秘を改善するには、腸の周辺ある筋肉を鍛えることが大切です。本書でも紹介したストレッチのほか夕食後30分ぐらいのウオーキングが効果的です。

Q 便秘薬はあまり飲まないほうがよいと聞きますが、なぜですか？

A 日本人で便秘の自覚症状がある人は約470万人いるといわれています。2～3日便通がなくても便秘とは呼びませんが、何日も便通がないと、つい便秘薬に手が出てしまいます。便秘薬を常習するようになると、そのクスリが離せなくなってしまいます。また、便秘薬によっては腸を強く刺激するため、お腹が痛くなり、下痢状態になってトイレに駆け込まなくてはならなくなったりします。便秘薬をむやみに飲むより、症状が気になるようでしたら一度専門の先生に相談してみてはいかがでしょう。薬も含めて、症状によっていろんな処方を施してくれます。

Q 〈デブ菌〉〈やせ菌〉という言葉を耳にしますが？

A 腸内細菌には〈デブ菌〉〈やせ菌〉と呼ばれる菌が存在します。その割合は、やせ型や標準体重の人は〈デブ菌〉4割、〈やせ菌〉が6割といわれています。逆に太っている人のその割合は、6～7対4～3。〈デブ菌〉は必要でない栄養成分まで取り込んでしまうので、〈デブ菌〉が増えると太りやすい体になってしまいます。そのため、〈デブ菌〉を増やさず、〈やせ菌〉を増やすには、腸で善玉菌のエサになる乳酸菌や食物繊維を含んだ食品を意識してとることです。

Ｑ 便移植って、どんなことをするんですか？

Ａ 母親の胎内から生まれてきた赤ちゃんの腸内環境は、母親と似ているといわれています。分娩時に母の便の腸内細菌の影響によるものと考えられるからです。こんな報告もあります。肥満の人とやせた人の便に含まれる腸内細菌をそれぞれマウスに移植したところ、やせた人の便では体重に変化がなく、肥満の人の便では体重が増えたといいます。そのために、やせている人や腸内環境が整っている人の便の腸内細菌を移植することで、腸内環境が改善されるというものです。ただ、最近では望む腸内細菌だけではなく、ほかの病気の菌なども一緒に移植される危険性があり、懸念が広がっています。他人の便を移植するより、自分の若いときの便を保存しておき、それを移植したほうが安全で効果があることがわかってきました。

Q 子供のうちから気をつけておくべき、腸活ってありますか？

A 小さい頃は生まれたときの母親の腸内環境とほぼ同じですが、成長とともに変化していきます。やはり、大人の腸活と同じように、食事ではヨーグルトなどの乳酸菌を含んだ食品を摂取するのはもちろんですが、重要なのは食物繊維を含んだ食品をきちんと食べさせることです。ちなみに、推奨されている食物繊維の1日の摂取量ですが、男性で20g以上、女性で18g以上となっていますが、どの年代も足りていないのが現状です。子供のうちからしっかり食物繊維を摂り、便秘知らずで、毎朝きちんと排便してから、学校へ行く習慣をつけさせることが理想的ですね。

巻末特集２

体験談
「１分 腸活」で
こんな
うれしいことが

体験談①

毎朝の「1杯」で妊娠中の頑固な便秘が緩和

三好 亜衣子（32歳）専業主婦

生まれつき腸が優秀（笑）なのか、便秘で悩んだことはありませんでした。だから妊娠したときも、別に平気だろうって。でも、甘かったです……。妊娠後期の便秘は頑固で本当に辛かったです。だからといって薬を飲むわけにもいかないし……。そこで私が実践したのが、毎朝、「大さじ1杯の亜麻仁油」と「コップ1杯の水」を摂取するという「腸活」。たったこれだけで腸の調子が全然違ったんです。

亜麻仁油は、「飲む美容オイル」として有名ですが、便通にもよいと知って驚きました。毎朝大さじ1杯の量を、ヨーグルトやトマトなどの野菜にかけて摂取します。面倒くさいときはそのままスプーンでオイルを口にすることも。こんな少量で本当に効果があるのか半信半疑でしたが、難しいことではないし、美容にもよいということで、習慣として続けました。

また、便秘を改善するうえで、水分補給が大切なのは有名な話。1日を通して意識的に水を飲むことはもちろん、朝も家事や支度の合間に白湯や水をチビチビと飲んでいました。しかし、排便をうながす効果として重要なのは、「起き抜けにコップ1杯の水を一気に飲むこと」だったんです。そうすることで、空っぽの胃に水が入って重くなり、腸を刺激し、便が出やすくなるそうです。

私が辛かったのは、便意を感じてトイレに行っても「出そうで出ない」ということでした。その悩みに、このふたつの腸活は効果があったのだと思います。

亜麻仁油は、腸内で潤滑油の働きをし、水は便を柔らかくする作用があるうえ、朝の一気飲みは排便をうながします。おかげでスルッと便が出るようになりました。いずれも「少量を注いで飲むだけ」の簡単腸活ですが、するとしないでは大違い。妊娠中はストレスフリーが一番。便なんかのことで悩みたくないですよね。

体験談②

「ゆっくり」を意識することで心も体もきれいに

遠藤　光希（25歳）商社勤務

昔からせっかちな性格なんですけど、社会人になってから、さらに拍車がかかりました。とくに朝は満員電車から始まり、会社に着いてからもフロアへ行くまで各停で止まるエレベーターにずっとイライラ。たまたま私を見かけた同僚からは「鬼の形相をしてる」といわれたことも……。そんなあるとき、便秘と腹痛が続き、病院に行きました。検査の結果、とくに異常はなく、お医者様からは「自律神経の乱れ」を指摘されました。

それを避ける秘訣は、つねに「ゆっくり」を意識して行動すること。そうすれば自然と呼吸が安定し、自律神経のバランスが整って、腸の動きもよくなるというのです。お金がかかることではないし、「ものは試し」とお医者様からいただいたアドバイスを実践してみることにしました。

一番大切なのは「朝の行動」。朝、ゆっくりと動くことで整えた自律神経のバラン

スは、その日１日続く傾向があるんだそうです。そして便秘を解消するためにも、バナナ１本でもいいから朝食をとるように、といわれました。

１分でも長く寝ていたいため、私の朝はつねにバタバタ。パジャマは脱ぎっぱなし、布団を整えることもなく出かけて行きます。朝食なんてもってのほかです。

まず、いつもより30分早く起きることから始めました。前夜のうちに、服や靴など、できる準備はしておきます。最初は辛かったのですが、時間への余裕が心の余裕に直結するという実感があり、快感に。今では１時間早く起きています。ストレスを感じてしまったときは、呼吸を深くすることで気持ちが楽になります。

メンタルとの付き合い方がうまくなったのと同時に、いつの間にか便秘も解消していました。とくに変わったのは、朝、きちんと便がでるようになったこと。最近は、同僚にも「鬼から人の顔になった」といわれます。「仏の顔」になれるよう、できる範囲で（これが一番大切）、続けていこうと思います（笑）。

体験談③

旅行後は「ゆる断食」で疲れた胃腸をリセット

長山　舞（45歳）旅行会社勤務

海外旅行が趣味で、時間を見つけてはよく行っています。旅行の醍醐味はなんといっても「食」。旅行中はとにかく食べ、飲みます。しかし、帰国すると体が重く、胃が疲れているな、と強く感じます。40代になってからは、とくに胃の悲鳴が大きくなった気がします。

そこで、旅行友達からすすめられた、「1日だけのゆる断食」を行なってみることにしました。消化・吸収のため、絶え間なく働く胃腸を休ませてあげることで、体内の全器官も休むことができるうえ、腸内環境が整う効果もあるそうです。方法は、「24時間だけ、水以外は何も口にしない」というシンプルなもの。お茶もコーヒーもNGです。

始める前は、「空腹に耐えられるかな」と自信がありませんでした。旅行のあとで胃も大きくなっていますし。でも、「1日で終了」という気楽さもあり、ストレスを感じることなくやり遂げることができました。お昼過ぎになると多少の口寂しさはありましたが、その程度です。夕方にはお腹がグーグー鳴り始めましたが、それは腸内の大掃除が進んでいるサイン。しかし、夜になるとさすがにお腹がすいてきたので、早めに就寝！　翌朝はコップ1杯の水とバナナ、ヨーグルトを食べました。断食後の暴飲暴食は絶対にダメだといわれていたので、胃腸に優しいものにしました。

「1日だけのゆる断食」なので正直、目に見えるほどの効果はありません。しかし、確実に胃腸を休ませてあげることはできたと思います。そしてふだん、自分がいかに必要以上に飲食していたか、ということを思い知りました。

いろんな「断食」が流行っていますが、ハードなやり方だと自律神経を乱すことにつながり、逆効果です。あくまでも「ゆるく」行なうこと、自分のストレスにならないやり方で続けることが大切だと思いました。

体験談④

冷えをとることで自律神経を整える

松本 叶（27歳）事務職

今の職場は、男性や外国人の方が多いからか、季節関係なくオフィスが冷えてるんです。とくに夏は外との寒暖差が激しくて、家に帰ってからもなんとなく体がだるくて、そのままソファで眠ってしまうこともあります。

体の冷えは胃腸をはじめとする内臓の動きも悪くしてしまうし、自律神経のバランスも崩れてしまうと聞いて怖くなりました。冷えは万病の元なんだな、と。

オフォスでは、ストールとブランケットは必須アイテムでしたが、レッグウォーマーと靴下も加えることに。**お尻や太ももを温めることで足先まで温かくなると聞いて、スカートのときは下にスパッツや毛糸のパンツをはくようにしました。**生理のときはカイロをお腹に貼ってとにかく冷やさないようにしました。体を温めることで生理痛も緩和したように思います。

家に帰ってからはすぐにソファに横になるのではなく、まず湯船にお湯を溜める！ 夏はシャワーで済ますことが多かったのですが、夏こそお風呂に浸かるべきだと聞き、習慣にしました。お湯の温度は40℃に設定しています。

入浴時間は15分以内にとどめるのが、自律神経を整えるのに最も適しているそうです。「肩まで5分、半身浴を10分」。これが血流をよくし、腸にも適温なベストな入浴法。好きな香りの入浴剤を入れればリラックス効果も倍増です。

体を温めることで、寝つきがよくなりました。布団に入り、お腹に手をあて、「4秒吸って8秒吐く」という呼吸法を数回行なっていると、自然と眠っています。とくに、お風呂に入るようになってからは睡眠が深くなり、疲れも取れやすくなりました。これからも「体の内側から温める」ことを大事にし、生まれつき低い基礎体温を1℃上がることを目標に、続けていきます。

体験談⑤

ドライヤーお灸はじめました

朝倉 公子（35歳）ライター

ライターの仕事をしてから、何年も夜型の生活が続いています。締め切り前は徹夜することもありますし、起きるのは昼過ぎ。夜は自力で寝ることができず、薬に頼ることもあります。不規則な生活がたたってか、お腹がゆるくなることもしばしば。どうやら自律神経の乱れは不眠や腸内環境の悪化を招いてしまうそう……。昔は若さで乗り切っていましたが、「このままじゃいけない」と思い立ち、対策をとることに。「自律神経を整えること」を第一に手軽な方法を試してみました。

(1)ドライヤーお灸でツボを刺激する

ちょっと聞きなれない言葉ですが、本来お灸といえば、もぐさに火をつけて行ないますが、ツボを温めるだけならドライヤーでもOKなんだそう。頭頂部にある「百会」というツボ（左右の耳の上端結んだ線の真ん中にある）は、自律神経を整える効果があります。

髪を乾かすついでに、ドライヤーの弱い温風を1～2分あてることを4～5回繰り返します。手軽なうえ、頭皮がほぐれてくるようで気持ちいいです。

(2)カチカチに硬くなった首をゆるめる

自律神経が集まった首は絶好の調整のポイントだそう。首のコリを温めてゆるめることで、副交感神経の働きが活性化します。首の付け根が硬くなり、血流が悪くなると、自律神経はますます乱れることに。

最近は、発熱や保温効果のある可愛いネックウォーマーなどが売っているので、それを使用し、寝る前に首を温めました。首の後ろからじんわりとした温かさが伝わってきて、なんともいえないリラックス効果が。自然と目を閉じています。

夜の寝つきもよくなり、自然と朝に目がさめるように。それに伴って、お腹の調子も整ってきました。自律神経、おそるべし……です。

体験談⑥

発酵食品の摂取は続けることが大事

梶原 紗南（35歳）アパレル勤務

昔から便秘性で、下剤をよく飲んでいます。最近では1週間に一度も排便がないこともあったりして、辛くて病院に行きました。そこで「むくみ腸」のお話を聞きました。腸も顔や足と同じように、大腸の水分がうまく排出されないとむくんでしまうそうです。

私のように長年にわたって下剤を使用している人に多く表れる症状なんだそうです……。便秘はもちろんのこと、太りやすくなったり、免疫が下がったりといいことなし。腸の不調は体の不調に直結するんだと怖くなりました。医者からもアドバイスをもらい、自分の食生活を見直すことに。

まずは、「発酵食品」を摂取すること。納豆、キムチ、ピクルス、チーズ、ぬか漬け、みそ、ヨーグルト……と種類は豊富です。

私の場合、昼と夜は外で食べることが多いので、朝食で必ず発酵食品を摂取するようにしました。おすすめはみそ汁とぬか漬け。みそ汁は夜のうちに作っておけば朝は温めるだけで食べられるし、中の具を変えることでバリエーションも広がります。ぬか漬けは近所の八百屋さん自家製のものを買っています。

朝はただでさえ時間がなかったり、食欲さえなかったりするのですが、みそ汁とぬか漬けだけなら大丈夫。それでも無理な時は甘酒豆乳（甘酒と豆乳を1対1で混ぜたもの）をコップ1杯飲んで行きます。

そして、余裕がある時は、寝る1時間前にホットヨーグルトを食べました。

たったこれだけのことですが、1週間続けたところ、今までの便秘がうそみたいに解消！　結果が表れるのがうれしくて今でも楽しんで続けています。

食べた菌はそのまま腸には定着しないので、毎日食べ続けることが大事だそうです。しかし、「食べなきゃ！」とストレスになってしまっては逆効果。生真面目にならず、無理のない範囲で長く続けることが大切だと思います。

体験談⑦

朝昼晩のストレッチで腸が動くのが快感に

木原 愛理（30歳）システムエンジニア

平日は朝から晩までパソコンに向かい合っていて、ずっと座りっぱなし。会社も駅に直結しているので、歩く時間も少ない。数年前はジムに通っていましたが、引っ越しを機に退会……。今は「超」がつく運動不足です。

昔は食べ過ぎてもすぐに体重が戻っていたのですが、今は食べた分だけそのままぜい肉になっているのを実感します……。運動不足がそのまま腸の運動をも妨げているんだと思います。だからといって、仕事で疲れたあとに運動をするなんて体力はありません。手軽にできる方法はないかと、簡単なストレッチを実践することにしました。

朝、起きるとまずカーテンを開け、朝日を取り込みます。そしてベッドに仰向けに寝たまま、両ひざを左右に倒すツイスト運動。ゆっくり体を目覚めさせたら、そのあとは脚を上にぐっと持ち上げ、さかさ自転車こぎ！　これが結構効くんです。

昼はランチのあと、腸の二隅をぐっとつかみ、腰をぐるぐると大きく回します。左右8回程度です。

夜は寝る前に、ベッドの上でゆっくりと全身をピンと伸ばし、息を吐きながら全身の力を一気に脱力させます。これを5回ほど。仰向けの体勢のまま、全身を脱力させ、リラックスした状態で、30秒ほど骨盤だけを左右にゆらします。

最後は四つん這いになって、ヨガでお馴染みの猫のお腹伸ばしポーズです。深い呼吸を意識しながら、30秒ほどキープします。

ゆるいストレッチなので、急激に体型が変わったということはありませんが、お腹がぎゅるぎゅると音を出すようになり、腸が動いてるのがわかるようになりました。

腸が動くって本当に気持ちいい！　最近は「もっと動け〜」とひと駅手前から家まで歩いて帰ることもあります。

おわりに

私は患者さんによく「腸を整えると、人生が変わりますよ！」とアドバイスしています。大げさでなく、本当にそう確信しています。なぜなら、私自身が経験してきたことだからです。

心身ともに疲弊した生活から抜け出すために、まず朝の過ごし方を工夫し、腸のリズムに合わせた生活に変えました。

6時に起きて、窓を開けて日光浴。コップ1杯の水を飲んで体重を測り、腸ストレッチで軽く体をゆるめ、トイレへ。もちろんどんなに忙しい日でも朝食は欠かさず、腸内環境を良好にする食材を意識してとるようにしました。小さな積み重ねではありますが、1カ月も続けるうちに、肌の調子がよくなり、疲れにくくなったのです。

そして3カ月後には、空が青く見える、草花の香りや風の心地よさを感じる、といった変化を実感するように。五感が研ぎ澄まされ、その感覚を楽しむ心の余裕も生まれてきたのです。腸活で体感した効果は、私の想像をはるかに超えるものでした。

腸活では、もうひとつ見逃せない効果があります。腸が整うことで自律神経が整いやすくなり、反対に自律神経を整えることで腸の働きもよくなります。自律神経のバランスが良好だと、集中力が高まり、仕事のパフォーマンスがアップ。心身の調和もとれて、ストレスにも強くなります。

健康というと、病気にならない状態を思い浮かべるかもしれませんが、それだけではなく、心の安定と充実感がともなってこそ、本当の健康的な生活なのだと思います。日々の幸せは、こうした生活の中に見出されていくものなのではないでしょうか。

きっと、健康的な腸を手に入れたあなたの目の前には、今までよりも光輝く景色が広がっていることでしょう。

腸活の絶大な効果を知る者として、私は腸のもつ大きなチカラと可能性を多くの人にお伝えすることが自分の使命だと思っています。本書がみなさんの健康で豊かな長生き人生の一助となれば、この上ない喜びです。

令和5年5月吉日

小林弘幸

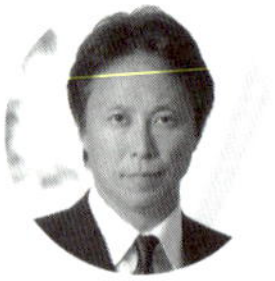

小林弘幸（こばやし　ひろゆき）

1960年、埼玉生まれ。順天堂大学医学部教授。日本体育協会公認スポーツドクター。自律神経の第一人者としてプロスポーツ選手、アーティスト、文化人のパフォーマンス・コンディショニングの向上指導に携わる。また、順天堂大学に日本で初めての便秘外来を開設した〝腸のスペシャリスト〟。『聞くだけで自律神経が整うCDブック』、『医者が考案した「長生きみそ汁」』（アスコム刊）などベストセラー多数。「ごごナマ」（NHK）や「世界一受けたい授業」（日本テレビ系）など、メディア出演も多数。

本書は、『医師が教える1分腸活』（二〇一九年六月十四日初版発行）を改訂・改題したものです。

〝腸のスペシャリスト〟が教える！

健康長寿《けんこうちょうじゅ》の人《ひと》が毎日《まいにち》やっている
腸《ちょう》にいいこと

二〇二三年（令和五年）七月二十三日　初版第一刷発行

著者　小林弘幸
発行者　石井悟
発行所　株式会社自由国民社
東京都豊島区高田三―一〇―一一
〒一七一―〇〇三三
電話〇三―六二三三―〇七八一（代表）
造本　JK
印刷所　大日本印刷株式会社
製本所　新風製本株式会社